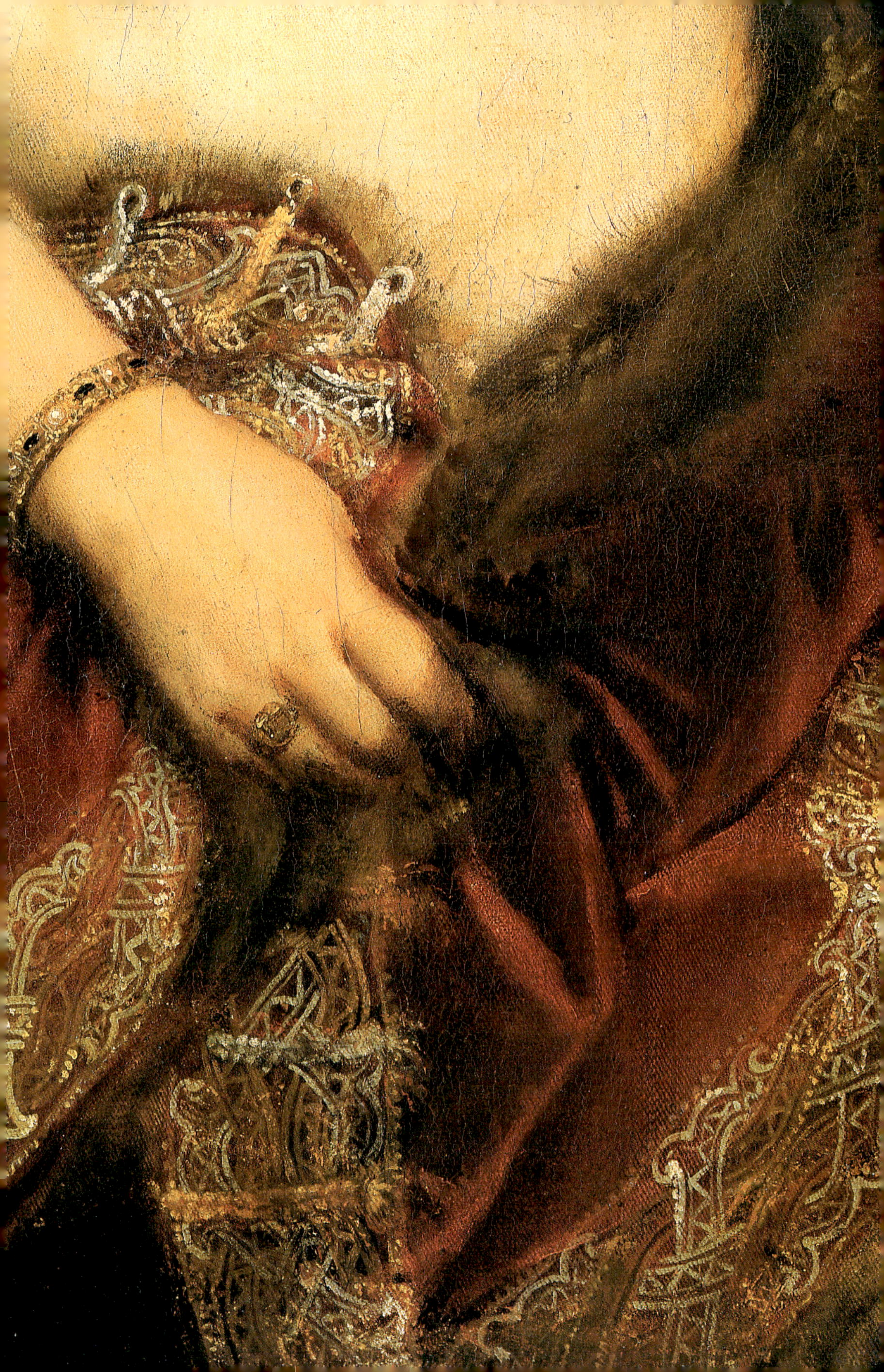

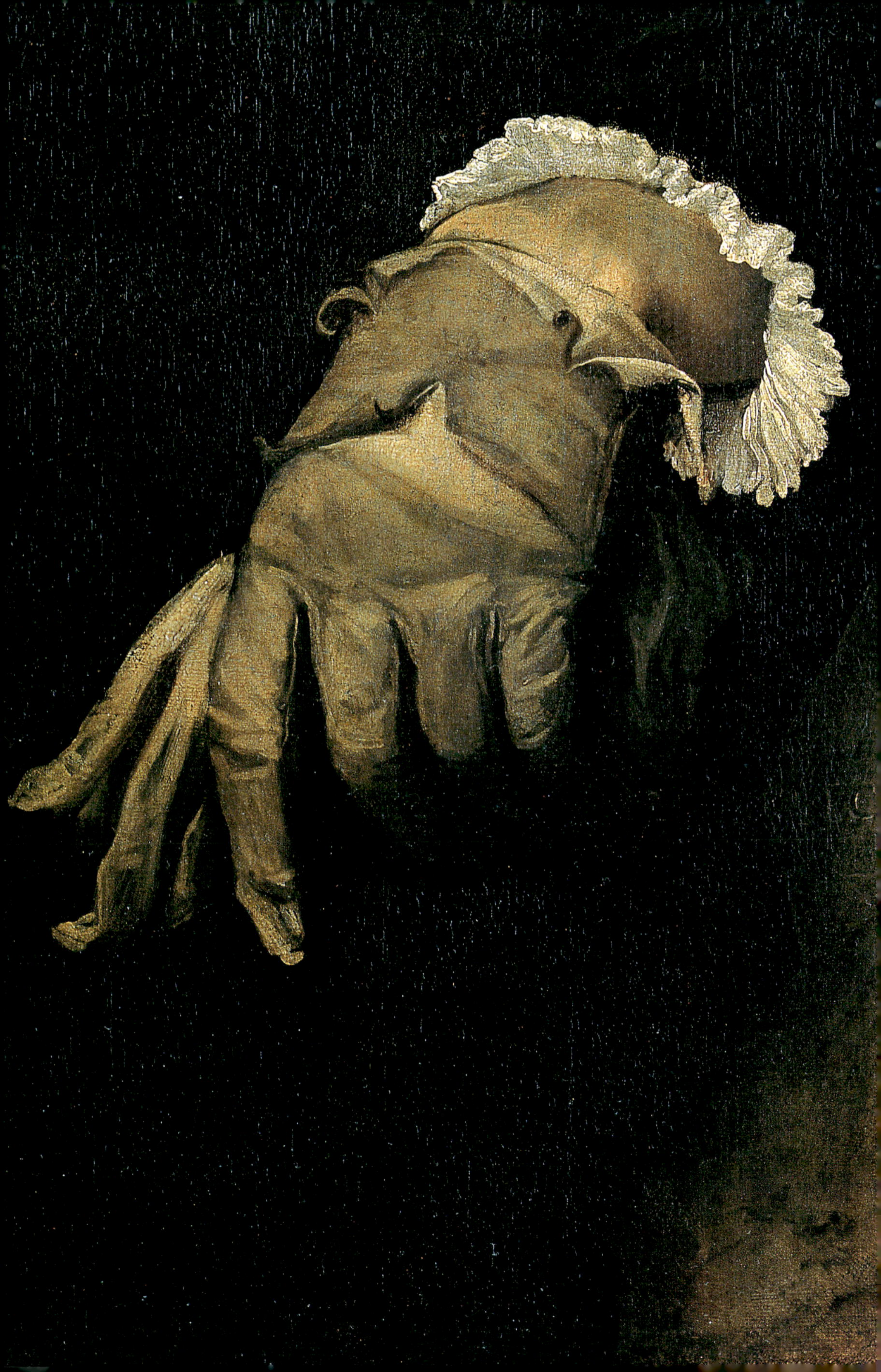

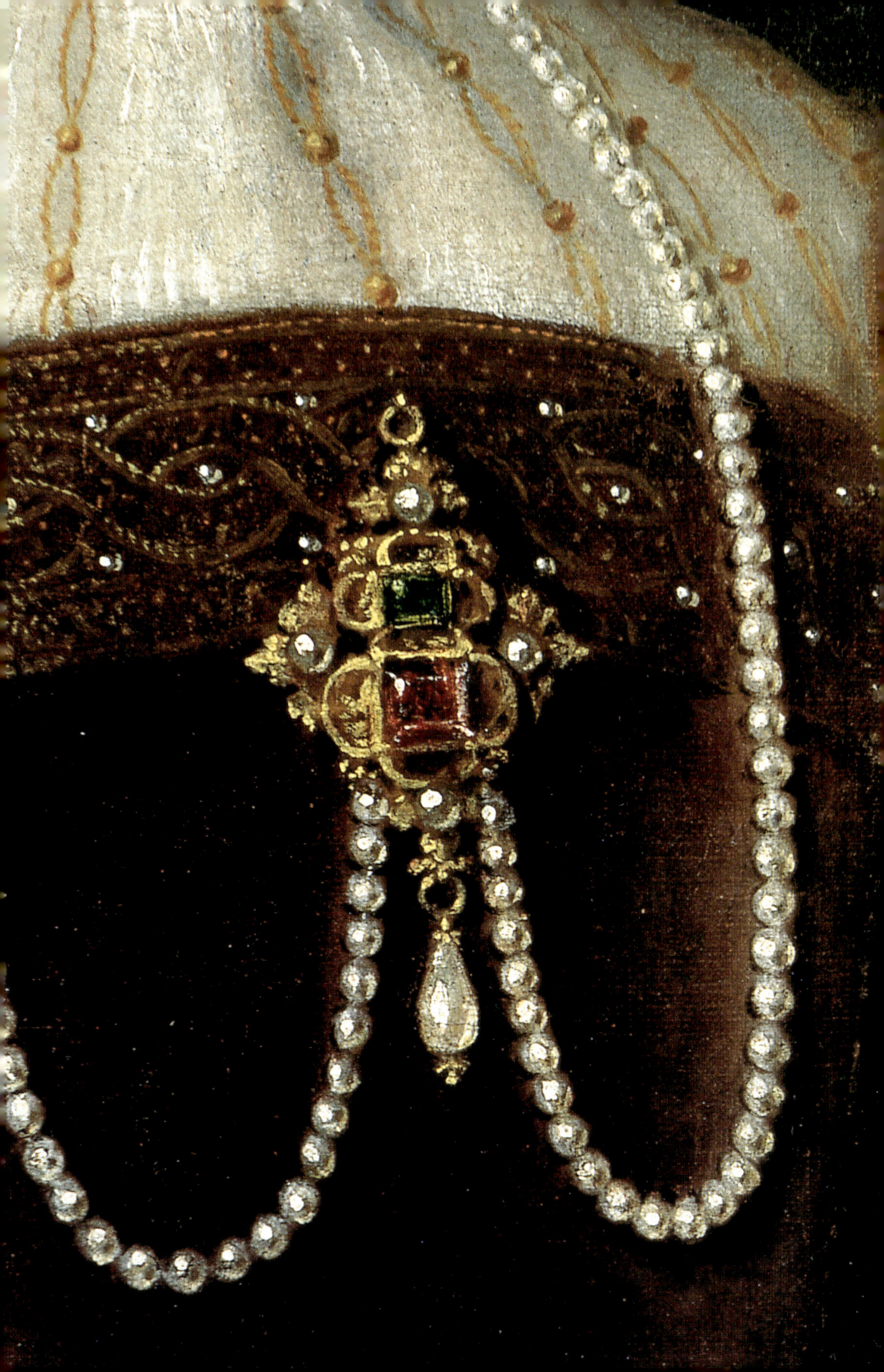

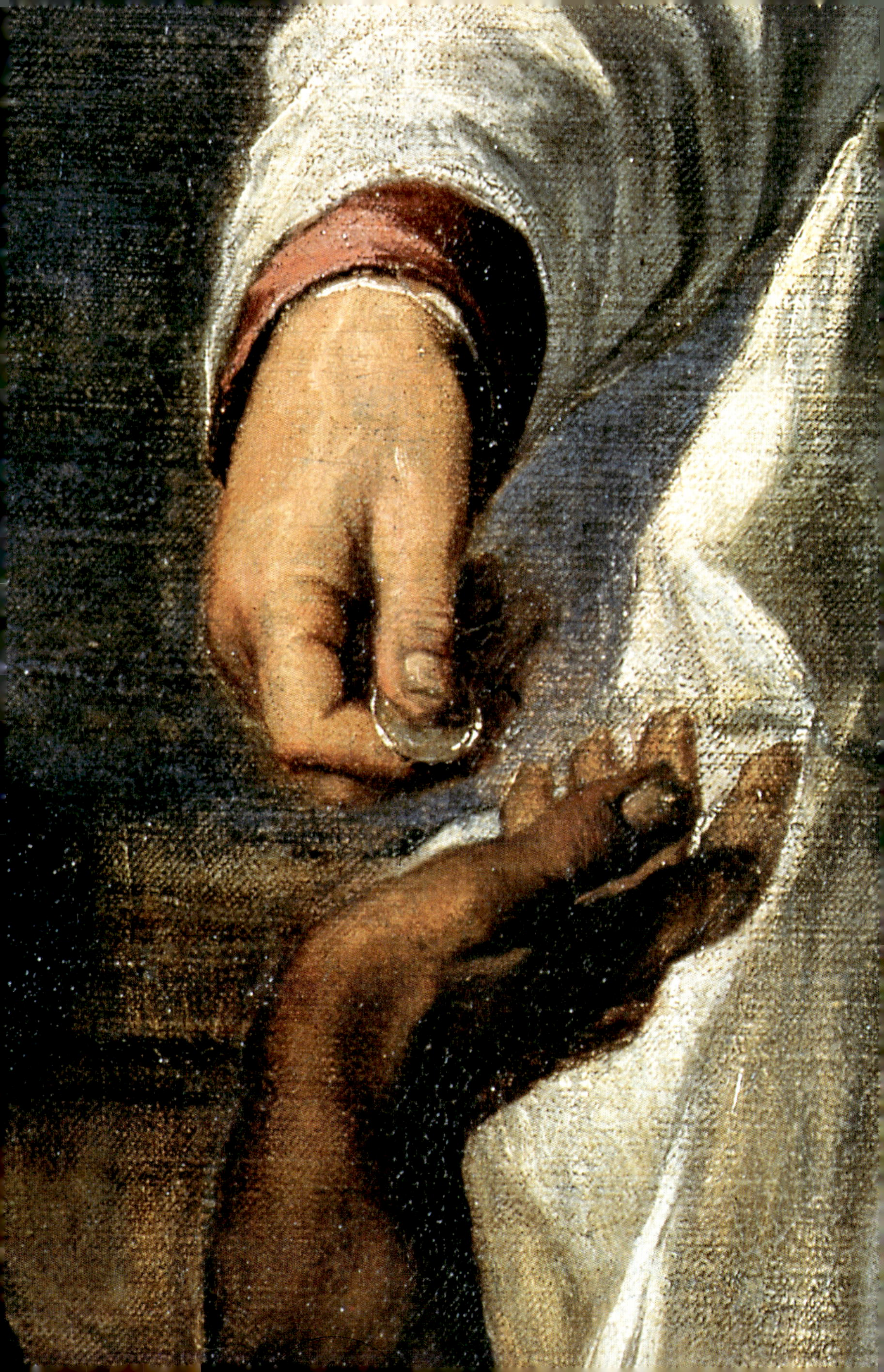

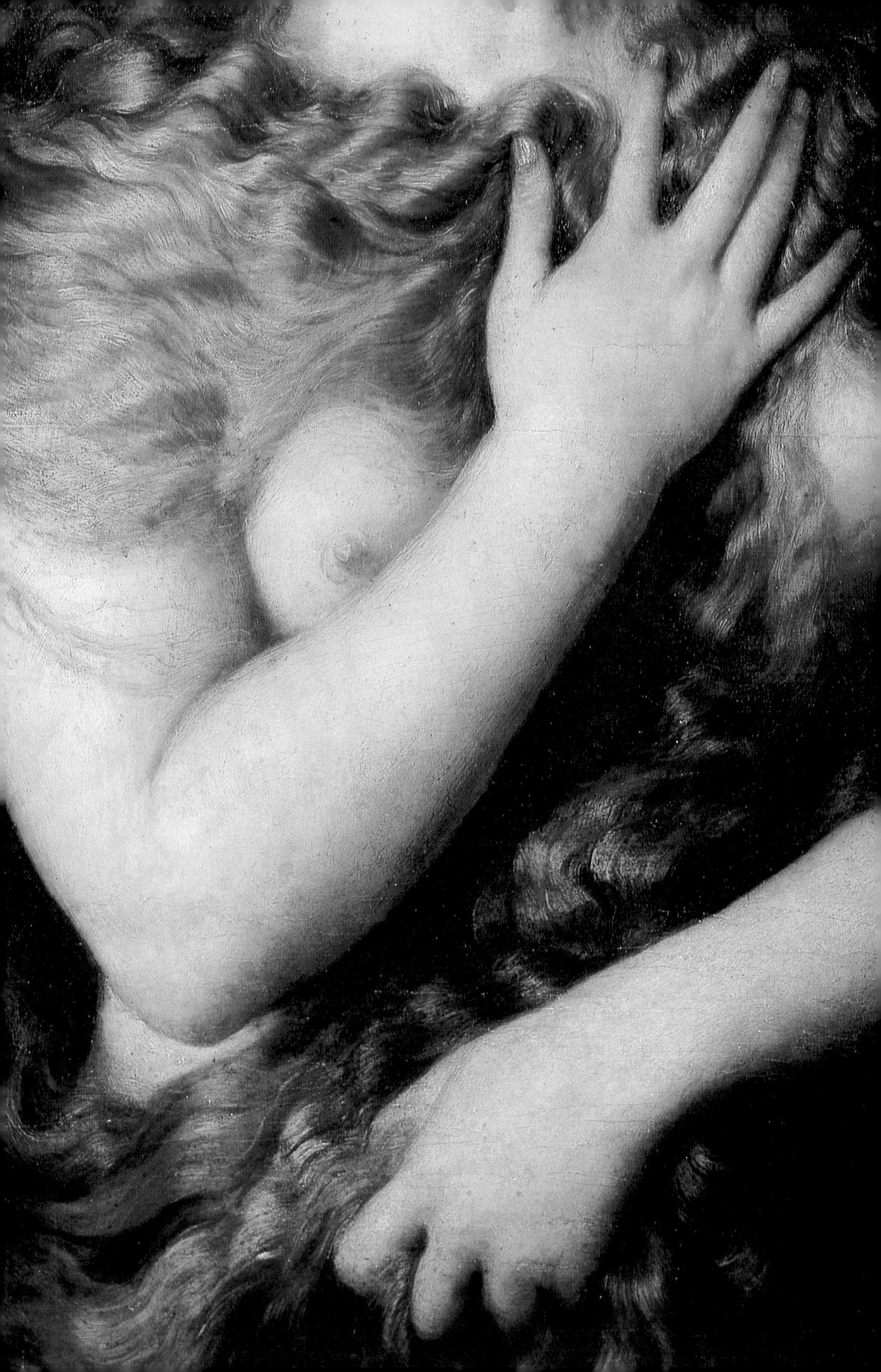

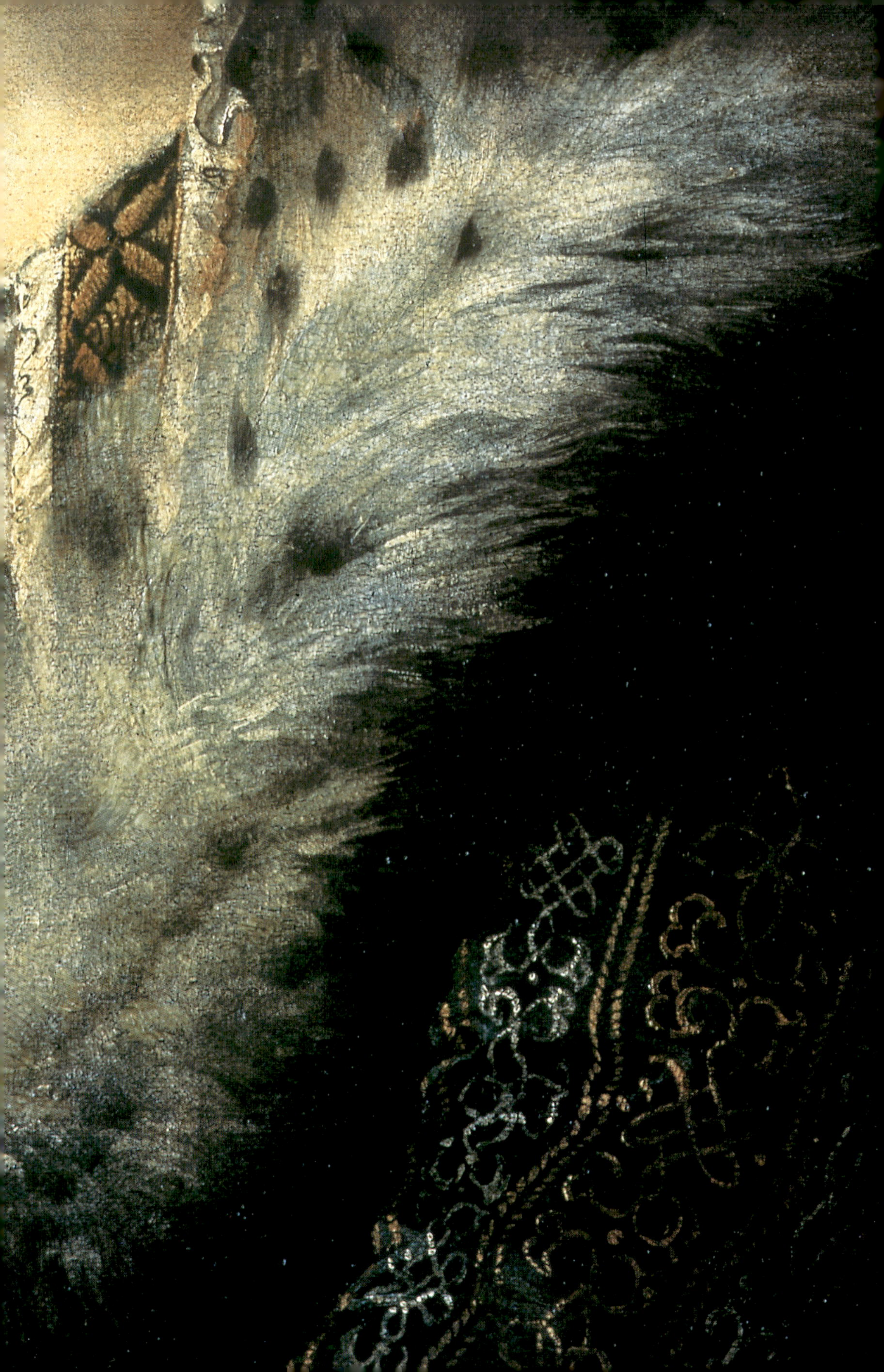

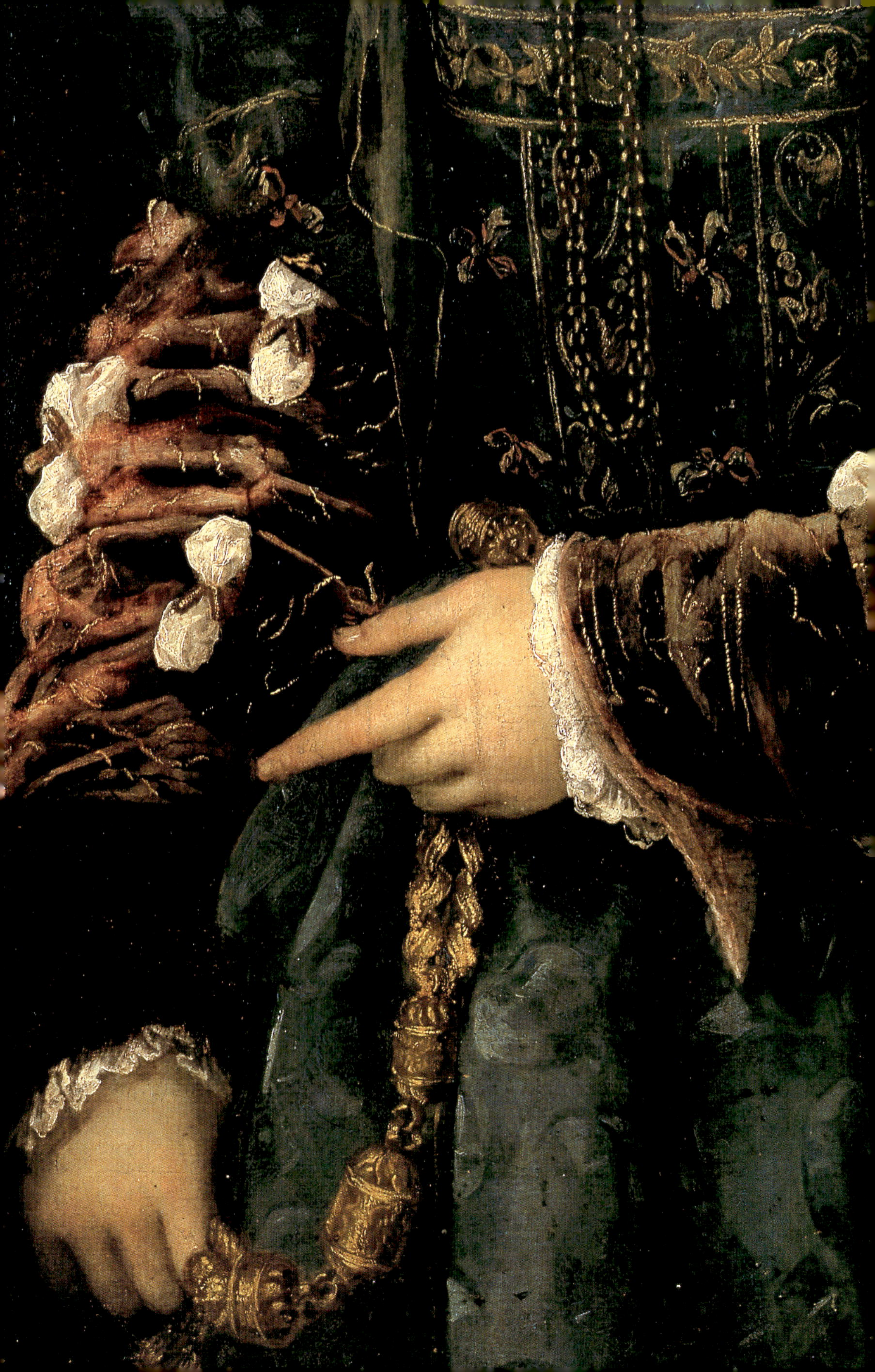

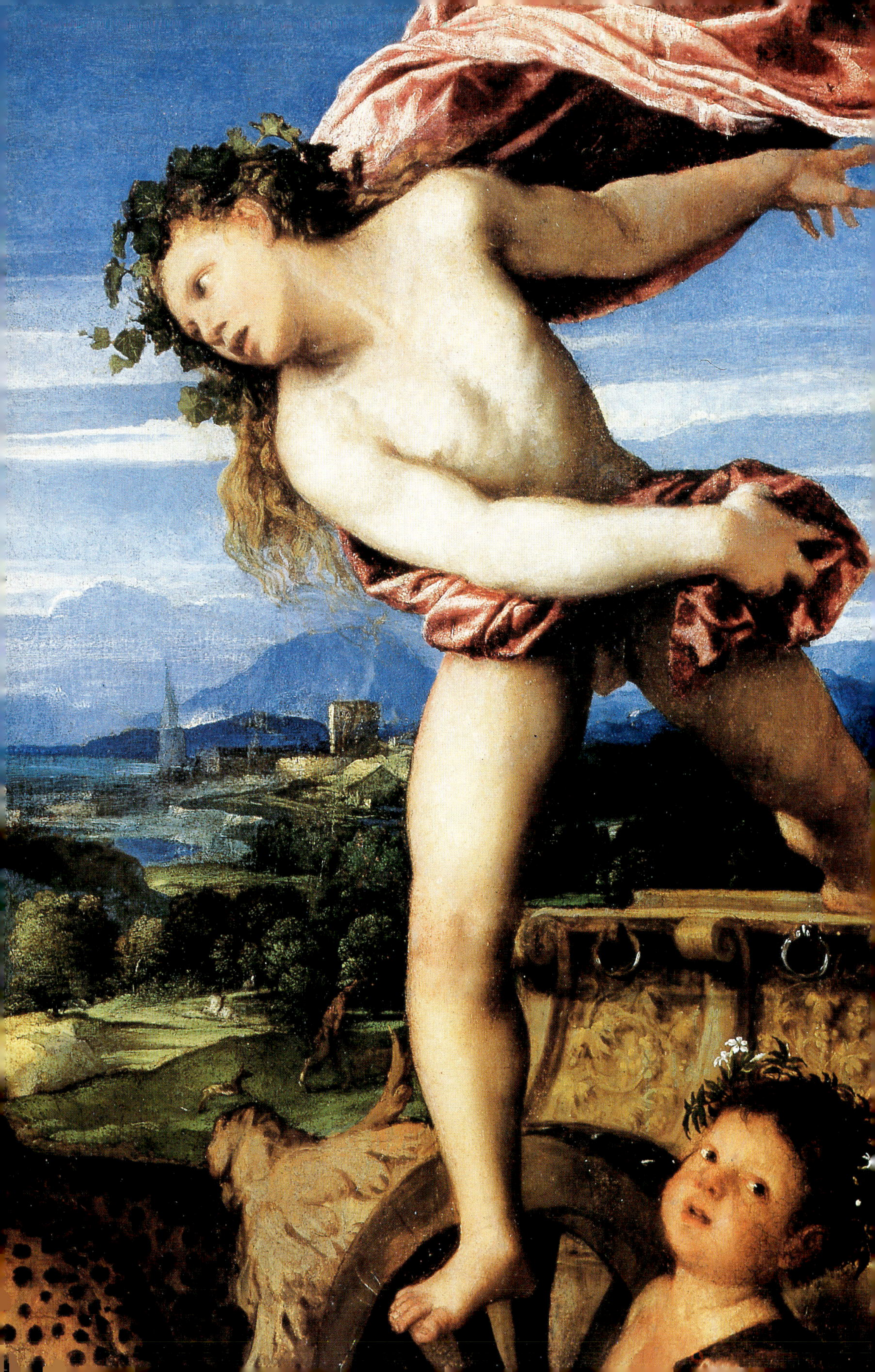

Katya Berger Andreadakis
und John Berger

TIZIAN

Nymphe und Schäfer

Prestel
München · New York

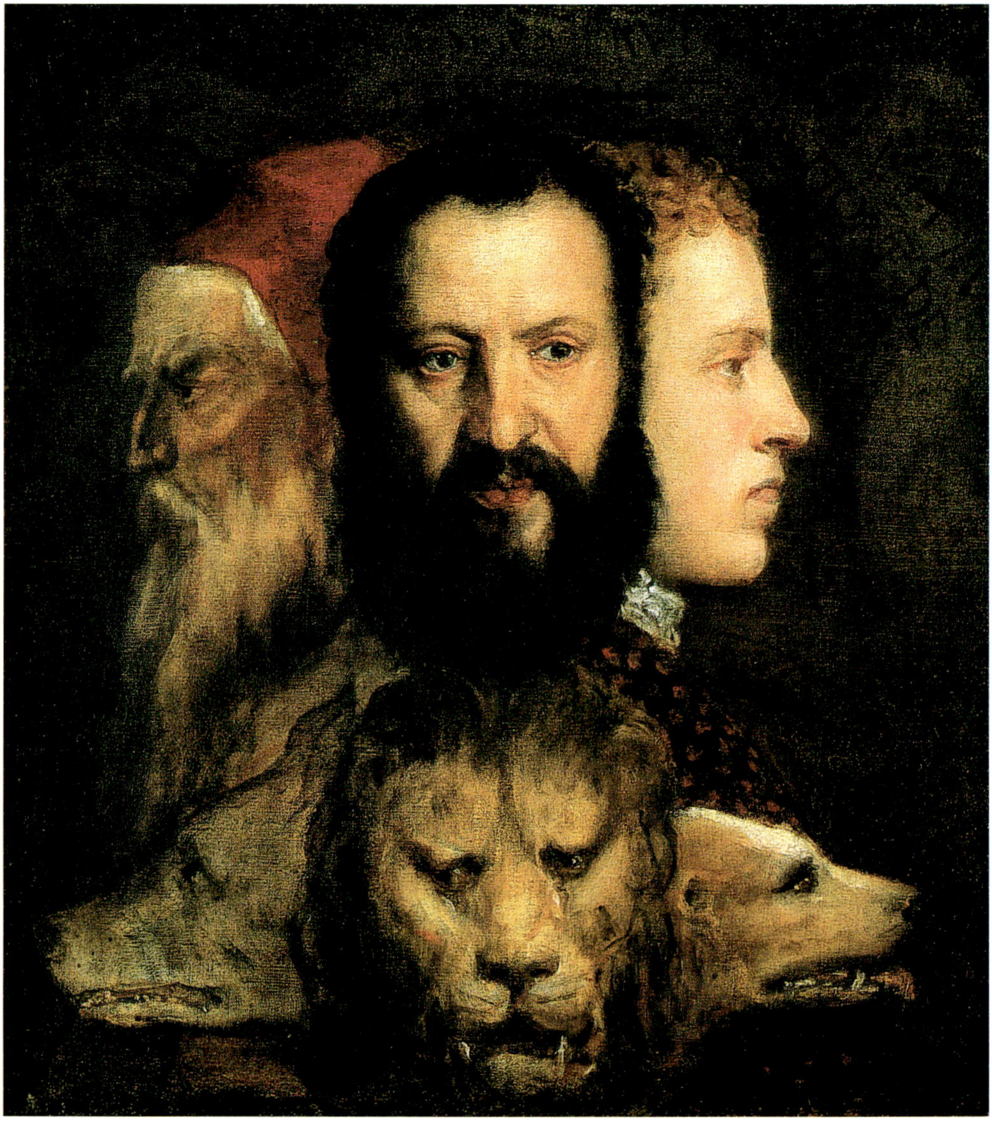

Allegorie, um 1565
Rechts: *Allegorie des Alfonso d'Avalos*, um 1532, Detail

Inhalt

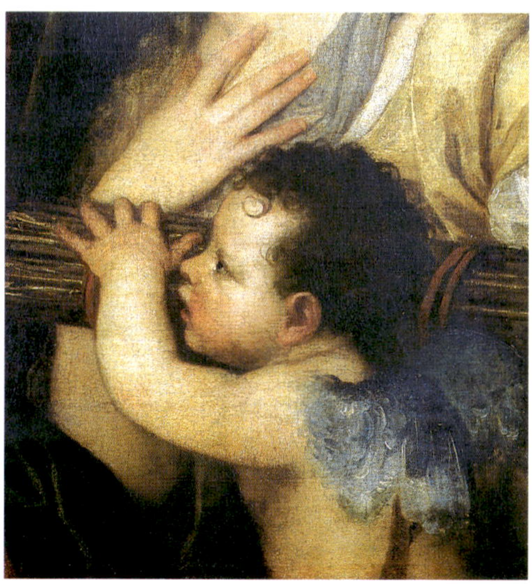

I

Mein erstes festes Einkommen verdiente ich – damals war ich noch Maler – bei der Londoner ›Workers Education Association‹. Drei Abende in der Woche fuhr ich mit der U-Bahn nach Edgeware und diskutierte mit Busfahrern und Schaffnern der ›London Transport‹ über Kunst. Ich war jünger als sie alle und mein Haar – für die damalige Zeit jedenfalls – skandalös lang.

Einige der Busfahrer waren Hobbymaler und zeigten mir ihre Arbeiten; andere interessierten sich aus den verschiedensten Gründen dafür, wie Gemälde gemacht sind, und warum jemand malt. Daß sie mich mit einem gewissen Humor annahmen, lag, denke ich, daran, daß ich ihnen ziemlich ungewöhnlich vorkam. Und doch glaubten sie mir. Sie akzeptierten mich als eine Art Experten für das Unerwartete.

»Letzte Woche war es wieder verblüffend, was haben Sie heute im Ärmel«, sagten sie. Ich brachte Kunstbücher mit und wir tranken Tee, aßen den Kuchen, den eine Schaffnerin gebacken hatte, und blätterten.

Ich hatte mehr von diesen Begegnungen als sie. Ich begriff damals zum ersten Mal etwas über jene Leerstelle in ihrem Leben, die sie – jeder und jede ein bißchen anders – durch ihre Erfahrung von Kunst zu füllen hofften. Ich begann zu ahnen, wie Leben Kunst herbeirufen und willkommen heißen kann.

Jahre vergingen, und ich wurde Schriftsteller. Einige meiner Bücher befaßten sich mit dem Malen und mit Künstlern. Meine Arbeit verdankte bestimmten Philosophen und Kunsthistorikern sehr viel: Heinrich Wölfflin, Frigyes Antal, Max Raphael, Francis Donald Klingender, José Ortega y Gasset, Arnold Hauser, Bernard Berenson, Max Jacob Friedländer, Walter Benjamin und anderen. Und doch bin ich kein Kunsthistoriker. Ich habe zu wenig Geduld und lebe zu sehr in der Gegenwart.

Wenn ich einem Werk aus der Vergangenheit näherkommen will, zeichne ich es (so wie Tizians *Nymphe und Schäfer*). Das ist eine gestische Annäherung, nicht die eines Kunsthistorikers. Ein Gemälde zeichnerisch zu kopieren, ist der Versuch, die Vision des Meisters, wenn auch nur für einen Moment, zu berühren – so flüchtig, wie wir als Kinder beim Fangen jemanden ›abschlugen‹.

Was mich heute immer noch am meisten beschäftigt, ist die Frage, die mir an jenen Abenden in Edgeware zuerst entgegentrat. Wie kann ein Kunstwerk, nachdem es einmal geschaffen worden ist, wieder ins Leben eintreten? Welches Versprechen führt es dabei mit sich?

Darüber gibt es immer noch Geschichten zu erzählen, und meist muß man sie nicht erfinden, sondern es genügt, ihrem Verlauf zu folgen.

Katya, meine Tochter, wurde inmitten einer Menge von Kunstbüchern groß. Später machte sie Reisen, ging in Museen und schickte mir oft Postkarten. Wir unterhielten uns nicht viel über Malerei – eher über Städte, Filme, Tiere, Sprache. Als sie mir ihre erste Postkarte aus Venedig schickte, schrieb ich zurück in der Hoffnung, sie werde sich auf eine Korrespondenz einlassen. Das hat sie getan, und so nahm diese Geschichte ihren Anfang.

John Berger

P. S. Katyas Briefe sind in Französisch geschrieben, in ihrer Muttersprache; meine auf Englisch. Später übersetzte Katya meine Briefe ins Französische und ich ihre ins Englische. Für dieses Buch haben wir meine englische Übersetzung zugrundegelegt.

II

Solange ich mich erinnern kann, habe ich Bilder angeschaut. Als ich klein war, wurde mir ohne großes Aufheben eine Monographie über Caravaggio auf die Knie gelegt und ich durfte ganz allein in ihr blättern. Beim flackernden

Schein einer Petroleumlampe verfiel ich in Träumereien – in einem heruntergekommenen, abgelegenen Bauernhaus in der Provence, wo ich die leuchtendsten Augenblicke meiner Kindheit verbracht habe. Ich fühlte mich vor jenen Büchern oft ein bißchen wie jene Gestalten auf Bildern von Chagall, die über Kirchdächer in den Himmel fliegen.

Die Umrißlinien eines musizierenden Engels wurden zum Ausgangspunkt von Geschichten. Andere, atemlose, begannen mit den ineinander verschlungenen Leibern auf einem *Raub der Sabinerinnen*. Wieder andere Geschichten waren ein Geflüster zwischen den Früchten eines Stilllebens, begannen von den Umgrenzungen einer Farbfläche her, entsprangen aus den Unebenheiten eines Malgrunds.

Einige Jahre später – als ich mein erstes Geld abends in einem Imbiss-Lokal verdiente – wurde mir klar, daß es keine umfassendere Kommunikation gibt als zwischen einem Gegenstand (vor allem einem Kunstwerk) und einem Betrachter: jenes Gemälde da drüben, jene Geschichte oder Melodie – aber auch jene Frisur da, jener Gesichtsausdruck – all das nahm mich an der Hand und führte mich in einen Zauberwald. Vieles blieb verborgen, anderes sprach zu all meinen Sinnen zugleich. Es war, als nähme mein Blick etwas von dem betrachteten Ding in mich auf, als könne ich es mit einem warmen Hauch beleben, der fast sichtbar war, wie Atem im Frost.

Und es war etwa zu dieser Zeit, als mir klar wurde, daß ich mich nie lebendiger fühlte als in den Momenten, während derer ich mich, wie unvollkommen auch immer, einem derartigen Austausch hingeben konnte.

Ein von Courbet gemalter Fluß, der etwas von meiner Erfahrung fließenden Wassers enthielt, von meiner Erfahrung der Nässe, des Sichtbaren überhaupt, war von einer intensiveren Lebendigkeit, als jemals ich selbst. Und mehr noch: Courbets gemalter Fluß verlieh mir ein wenig von dessen Unsterblichkeit. Damals entdeckte ich auch eine Vorstellung, die seither mein liebster Wunsch geblieben ist, das Schönste, was ich mir vorstellen kann: mich ganz in ein Gemälde zu verwandeln, in einen Roman, ein Streichquartett. Nicht als eine Figur, deren Leben in einen Roman eingegangen ist, sondern unbestimmter: Ich wollte mich verwandeln in das Leitmotiv eines Gedichts, die Beschreibung der Tänzer auf einem Ball. Ich hätte diese Schöpfungen mit meinem Atem erfüllt und wäre in ihnen wirklich geworden für immer.

Zuerst erfand ich einen Gott im Himmel, umgeben von den Unsterblichen, der durch ein Fernglas schaute und mein Leben dirigierte. Später, nachdem die Jahre meinen Narzißmus relativiert hatten, war mir die Idee Trost genug, daß ein Gesichtsausdruck (auf meinem Gesicht oder auf einem anderen) gleich viel wert sein kann wie ein Kunstwerk und daß es die Qualität des Blicks ist, die jenes Gefühl kosmischer Harmonie vermittelt, das ich entdeckte, wenn mich ein Gemälde in seinen Hain lockte.

Ich begann, überall den Versprechungen dieser Harmonie nachzujagen. Sie war zugleich haltbar und ephemer, sie war unnachahmlich und kam doch überall vor. Und so wurde ich, indem die Zeit verging, Filmkritikerin, immer noch auf der Suche nach jener plötzlich zutagetretenden Haltbarkeit, jenen schnellen Inkarnationen, die wir als Sinn bezeichnen.

Der *Raub der Sabinerinnen*, ein Gemälde, das ich vor langer Zeit beim Schein der flackernden Petroleumlampe anstarrte und das, für Sekunden, die ganze Welt in seinem Rahmen umfaßte – es hat mir, bei jedem Betrachten ein Stückchen deutlicher, gezeigt, wie die Kunst das Wesen der Dinge erfassen kann – mit einem Wunderauge, dessen Blick zugleich fixiert und befreit.

Als ich 1990 die Tizian-Ausstellung in Venedig besuchte, sah ich den alten Maler auf mich zukommen, und ich sah mich selbst: als Farbe auf einem Stück Leinwand. Da wünschte ich mir, in einen Dialog mit John einzutreten: mit ihm, der mich verstehen gelehrt hat, wie das Leben die Kunst willkommen heißt und der mit mir weiß, daß uns jeder Gegenstand trotz allem letztlich entgleitet.

Katya Berger Andreadakis

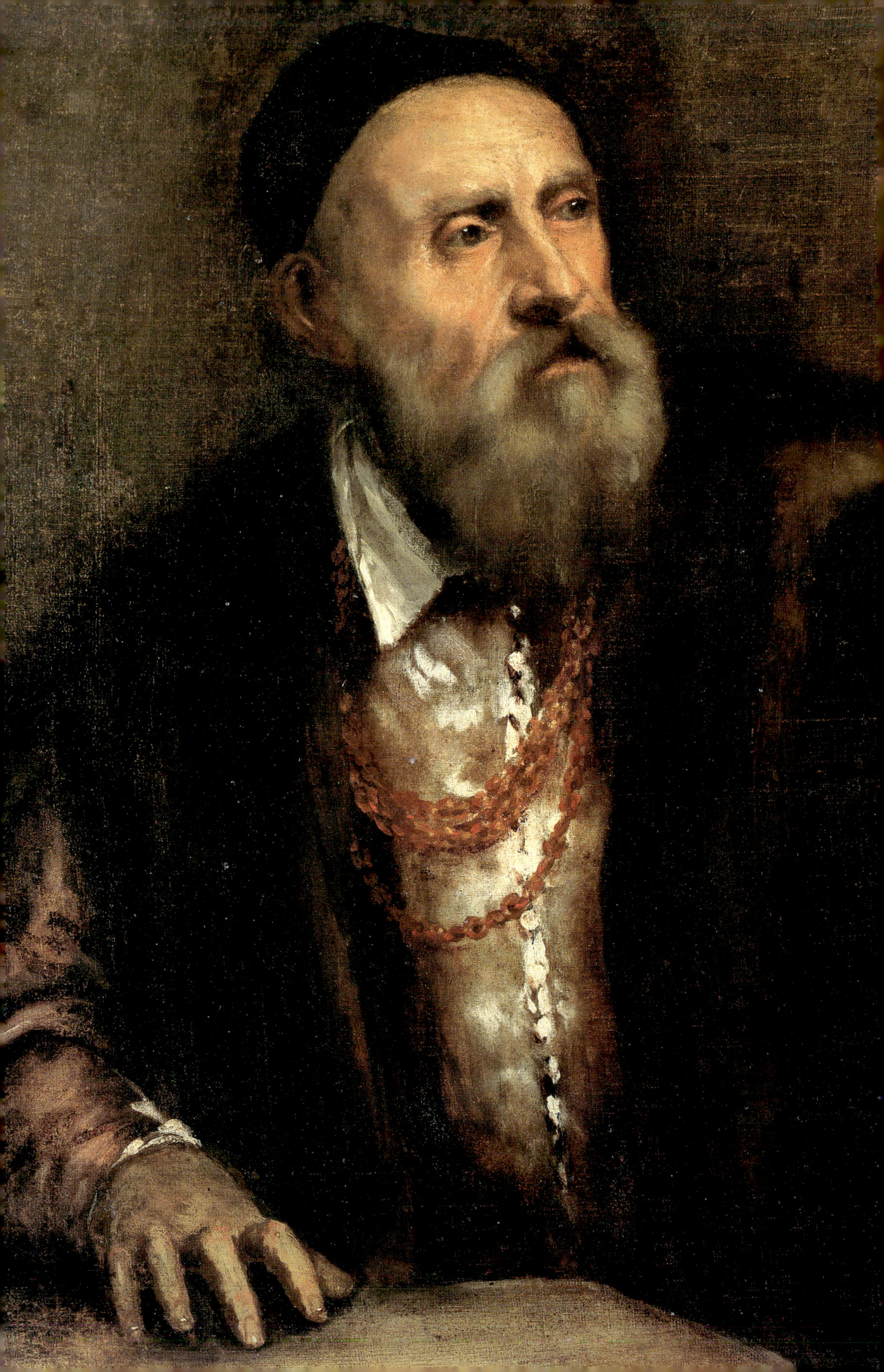

»Das ist Reinheit«, sagte er.
»Die Reinheit, die im Innern Deines Körpers
herrscht, liegt auf jenen Abhängen.«
Und er breitete die Hände aus wie ein alter
erfahrener Gott, der den Schlamm
mit dem Himmlischen zugleich erschafft.

Odysseus Elytis

Selbstbildnis, um 1560, Detail

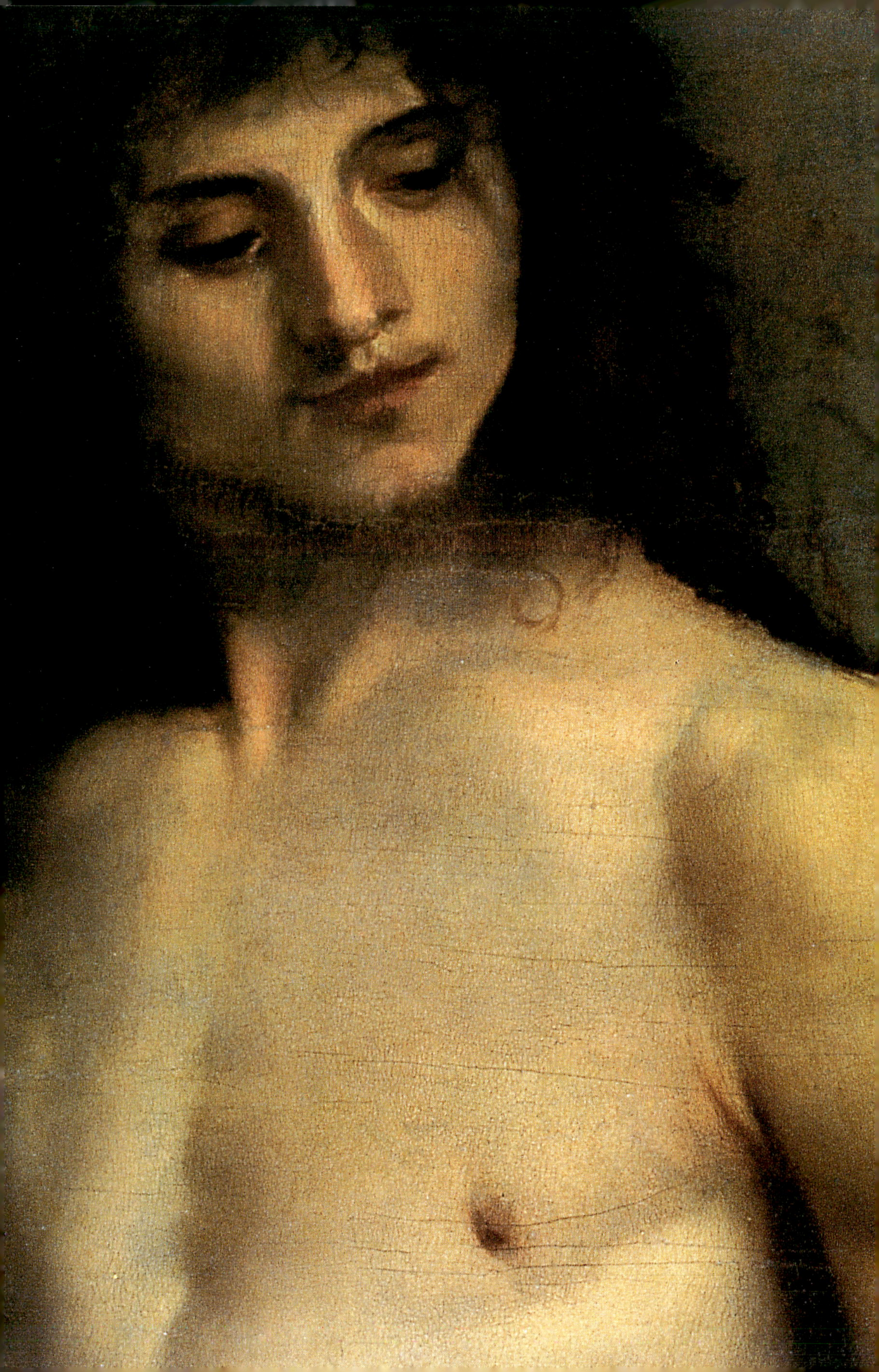

PIAZZA SAN MARCO, VENEDIG

Lieber John,

Was ich über Tizian denke? In einem Wort, auf einer Postkarte: Fleischlichkeit.

Love, Katya

AMSTERDAM

Liebe Katya,

einverstanden: Fleischlichkeit. Zunächst sehe ich sein eigenes Fleisch, das eines alten Mannes. Warum denke ich mir Tizian sofort als alten Mann? Aus Solidarität – weil ich selber alt bin? Nein, ich glaube, das ist es nicht. Es hat etwas zu tun mit unserem Jahrhundert und der Bitterkeit seiner Erfahrung. Es geht diesem Jahrhundert um Wut, es sucht nicht nach Harmonie. Das Spätwerk Rembrandts und van Goghs, Beethovens letzte Sonaten und Quartette, die späten Gemälde Tizians … Stell Dir den Elan eines Jahrhunderts vor, dessen Altmeister der junge Raffael wäre!

Ich denke an die Selbstporträts, die er malte, als er sechzig, siebzig war. An das Selbstbildnis als büßender Hieronymus, das er gemalt hat, als er in seinen Achtzigern stand. (Vielleicht ist es gar kein Selbstporträt, ich vermute das nur. Jedenfalls glaube ich, daß er während der Arbeit an diesem Bild intensiv über sich selbst nachdachte.)

Was sehe ich? Einen körperlich imposanten Mann, der eine beträchtliche Autorität ausstrahlt. Man nimmt sich ihm gegenüber keine Freiheiten heraus, wie es dem hinfälligen alten Rembrandt gegenüber ein Leichtes wäre. Der hier weiß, wie die Macht funktioniert, und er hat sie selbst ausgeübt. Er hat das Malen zu einem angesehenen Beruf gemacht – geachtet wie der eines Generals, eines Botschafters, eines Bankers. Er war der erste, dem das gelungen ist. Und er strahlt die Selbstsicherheit aus, die dazu nötig war.

Der Heilige Sebastian, Detail aus *Der Heilige Markus mit den Heiligen Sebastian, Rochus, Cosmas und Damian*, um 1510

Gleichzeitig ist das eine spezifisch künstlerische Selbstsicherheit. Als erster europäischer Künstler macht Tizian in seinen Spätwerken die manuellen Gesten des Malens, des Farbauftrags auf die Leinwand, offen sichtbar, statt sie zu verstecken und zu verschleiern. So gibt er dem Malen neues Selbstbewußtsein – die Handlungen des malenden Arms, der malenden Hand gewinnen eigenständigen Ausdruckswert. Andere Maler – Rembrandt, van Gogh, Willem de Kooning – werden seinem Beispiel folgen. Freilich sind Tizians Originalität, seine Kühnheit nie leichtfertig gewesen; er ging nie ein Risiko um seiner selbst willen ein. Er war Realist in Bezug auf alles, was in Venedig vorging.

Und trotzdem, trotzdem ... Je länger ich betrachte, wie er sich selbst gemalt hat, desto deutlicher sehe ich einen geängstigten Menschen. Keinen Feigling, das meine ich nicht. Dieser Mann geht vielleicht keine unnötigen Risiken ein, aber er hat Mut. Er zeigt seine Angst nicht. Aber sein Pinsel verrät sie, ohne es zu wollen. In den Händen sieht man sie am deutlichsten. Sie sind nervös wie die Hände eines Geldleihers. Aber Tizians Ängste können, denke ich, nicht finanzieller Art gewesen sein. Angst vor dem Tod? Die Pest ging um in Venedig. Schuldgefühl? Die Angst vor der Nemesis? Das alles mag es gewesen sein, aber es ist zu allgemein, als daß es helfen könnte, Tizian zu verstehen oder sich ihm zu nähern. Er wird sehr alt werden. Die Angst wird lang dauern. Und Angst, die lang dauert, verwandelt sich in Zweifel.

Was hat diesen Zweifel in ihm hervorgerufen? Ich vermute, daß es viel mit Venedig zu tun gehabt hat, mit der besonderen Spielart von Reichtum und Handel und Macht hier. Was alles zusammenhängt mit, wie Du es nennst: Fleischlichkeit.

Love, John

Heiliger Hieronymus, um 1560, Detail

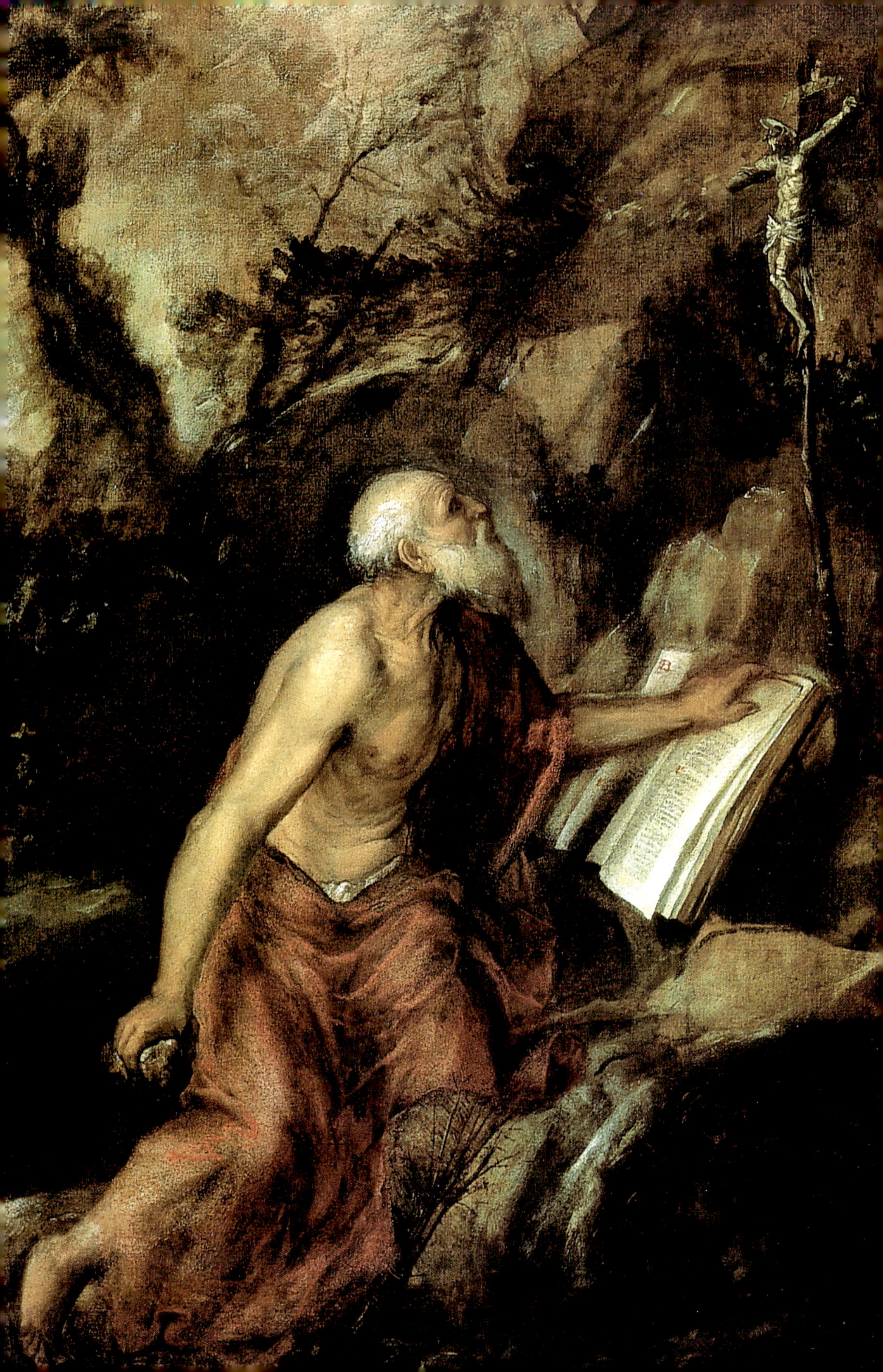

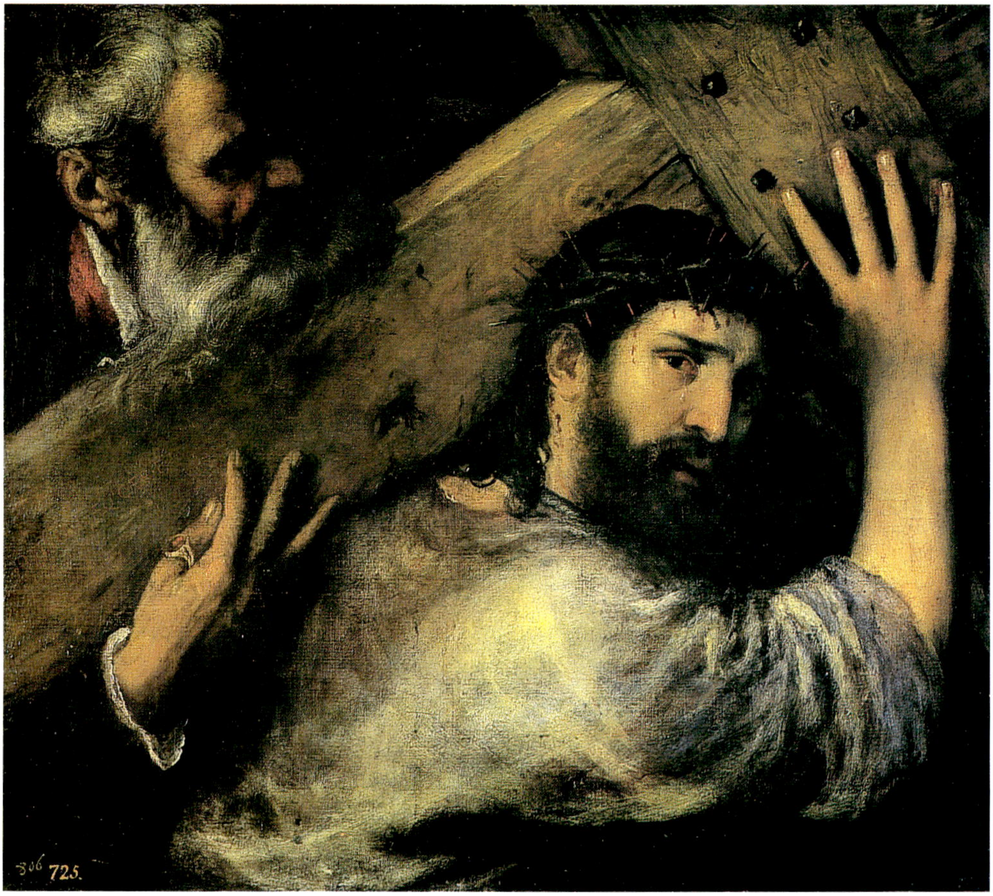

Lieber John,

während ich durch die Ausstellung ging, lief mir ein alter Mann über den Weg. Er folgte mir, ich verlor ihn aus den Augen, ich fand mich neben ihm wieder. Er war allein und murmelte vor sich hin.

Als ich ihn das erste Mal sah, kam er mir aus einem der letzten Säle entgegen und steuerte sehr entschieden auf die *Kreuztragung* zu. Und dort blieb er stehen, neben mir. »Man

Kreuztragung Christi, um 1570

malt, um seine Blöße zu bedecken«, sagte er plötzlich, »damit man warm bleibt ...«

Ich fühlte mich zunächst gestört und runzelte die Stirn, aber er redete ungeniert weiter. »Jesus trägt sein Kreuz, und ich muß das Malen mit mir herumschleppen. Aber ich trage es auch in einem anderen Sinn. Wie etwas aus Wolle, wie einen Pullover.«

Er begann mich zu interessieren. Jetzt ging er zur *Ruhe auf der Flucht nach Ägypten* hinüber. Irgendwie mußte ich ihn geärgert haben, denn er schien böse und gab allerlei Unzusammenhängendes von sich: »Das Fell, ach nein! Dieses gemalte Fell ..., Zeugs da ...«

Vor dem *Porträt eines Herrn* redete er den Dargestellten selber an und streckte seine Nase vor das gemalte Gesicht. »Erst habe ich Dich in deinen ganzen schönen Kleidern gemalt, und dann habe ich ein Bild von nichts anderem als einer Tierhaut gemacht!«

Er mußte sich nicht umdrehen; er wußte jetzt auch so, daß ich ihm folgte, und als wir an einer Gruppe von Besuchern vorbeikamen, die einem Führer lauschten, raunte er mir verschwörerisch zu, als erzähle er einen Witz: »Hunde,

Männliches Bildnis (Bildnis eines jungen Engländers), um 1545, Detail

Kaninchen, Schafe, alle haben ihr Fell, das sie warmhält, und ich will das mit meinem Pinsel schaffen!«

Was er dann sagte, nicht ohne ein wenig Stolz, bezog sich auf das Bild eines Kardinals oder auf das *Bildnis eines jungen Engländers,* ich war mir nicht ganz sicher. »Keiner hat Bärte je so gemalt!« sagte er. »Weich wie Affenhaare.«

Ich verlor ihn aus den Augen. Ein wenig später ging die Alarmsirene. Ich dachte sofort an meinen Freund – wir hatten einander zugelächelt, als ich ihn zuletzt gesehen hatte –

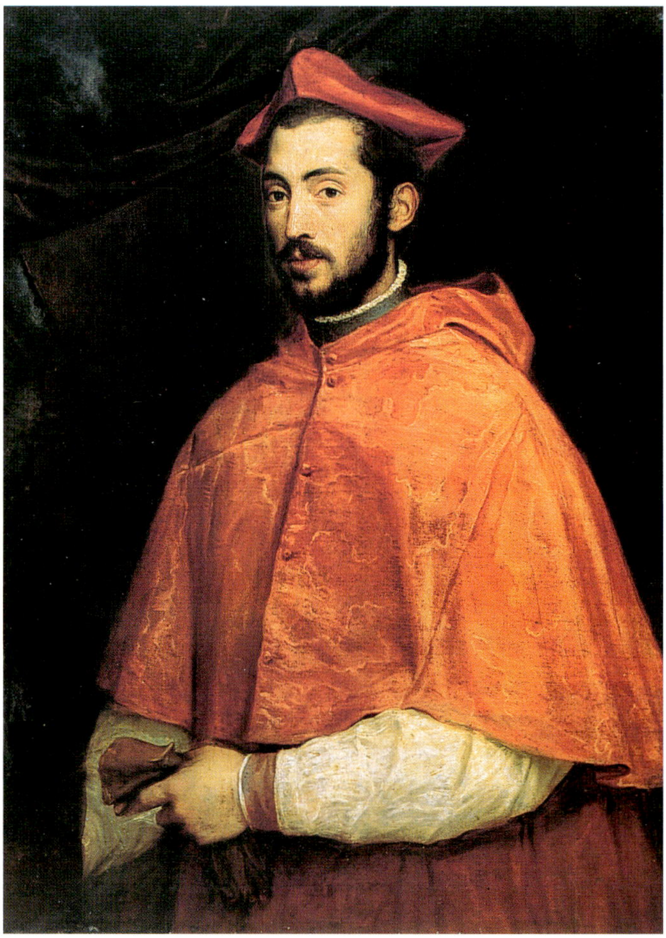

Bildnis des Kardinal Alessandro Farnese, um 1545

Rechts: *Bildnis des Tommaso Mosti*, um 1520, Detail

und daran, daß er offensichtlich wenig über die Regeln und Notwendigkeiten moderner Kunstausstellungen wußte. Ich hatte meinen Gedanken noch nicht zuende gedacht, als ich schon einen uniformierten Wächter mit ihm schimpfen sah, der ihm erklärte, daß man einen Abstand zu den Gemälden einhalten mußte.

Der alte Mann sagte: »Sie sehen das doch sicher, Samt, sehen sie doch, Samt ist mein Lieblingsmaterial. Ich kann nicht anders, ich muß das anfassen!«

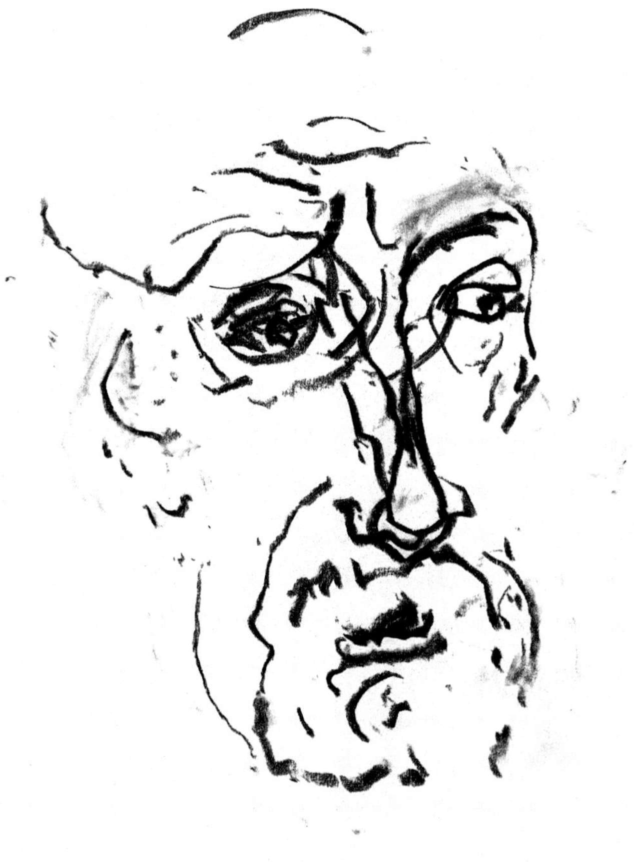

John Berger
Tizian, Der alte Mann, 1995

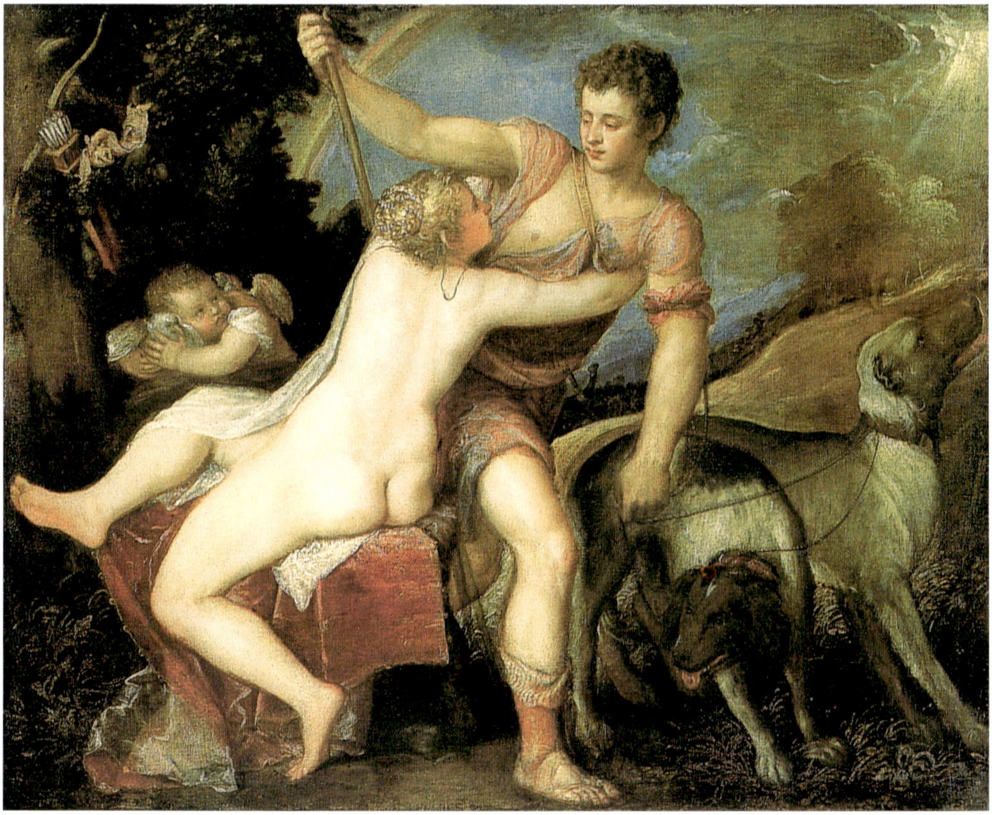

Venus und Adonis, um 1560

Von da an blieb er bei mir und folgte mir überallhin. Seine Worte freilich blieben ein Monolog. Er versuchte gar nicht ernsthaft, mich in die Unterhaltung einzubeziehen.

Als ich gerade die *Danaë* betrachtete, zog er mich abrupt vor das *Berliner Selbstporträt.* »Es ist schade, daß sie das nicht in denselben Raum gehängt haben«, sagte er, »das Haar auf dem Körper, die Haare auf dem Kopf, Federn, kein Mensch kann nackter sein. Ich verdünne und verdünne meine Farben, bis sie auf der Leinwand wirken wie die Haut eines Tiers. Wenn man damit Kleider malt, kann man sie getragen aussehen lassen, seidig, anschmiegsam, fast wie das darunterliegende Fleisch.«

Nach dieser verbalen Anstrengung schien er ein bißchen erschöpft. Eine halbe Stunde lang sagte er kein Wort. Vor *Venus und Adonis* vergewisserte er sich nur, daß ich das Bild gewissenhaft studierte. Ich zeigte ihm meine Bewunderung, indem ich Augen und Mund aufsperrte.

Er schien fast fertig mit seinem Rundgang.

Vor der *Schindung des Marsyas* kam erneut ein Wortschwall: »Wenn man ein Tier häutet, kann man das Geheimnis des Fleischs mit Händen greifen.«

Vor der *Pietà* ließ er sich auf den Boden nieder. Er saß dort lange. Ich wußte erst nicht, sollte ich mich von ihm verabschieden und gehen oder ihm meine eigenen Eindrücke mitteilen. Er machte mir ein Zeichen, näherzukommen. Offensichtlich war ihm klar, daß mich beeindruckte, was er über Pelz und Fell gesagt hatte, denn statt die berühmte geheimnisvolle Hand zu erwähnen, die sich in der *Pietà* bittend der Heiligenstatue entgegenstreckt – er starrte diese Hand freilich unverwandt an –, kam er wieder darauf zurück:

»Haar bedeutet für den Körper, was Malerei für die Welt bedeutet!«

Und mit einem tiefen Lachen sagte er etwas, das mich an Dich erinnerte: »Du kannst dich reinwühlen, du kannst darunterschauen, du kannst es hochheben oder daran reißen – aber versuch nicht, es abzuschneiden – es wird immer wieder nachwachsen!«

Bevor ich von ihm wegging, erschien vor meinem inneren Auge ein sehr deutlich umrissenes Bild meiner selbst. Ich lag nackt auf einem der Bilder. Ich sah das Moos unter mir, einen Hund an meiner Seite, die Linien meines Körpers kaum zu unterscheiden von denen der Landschaft. Einer Landschaft, durch die, später, Courbet gegangen sein könnte. Wie das Gras, die Wolken, die Erde, wäre mein Fleisch der Mantel der Welt.

Love, Katya

Pietà, um 1570 – 76, Detail

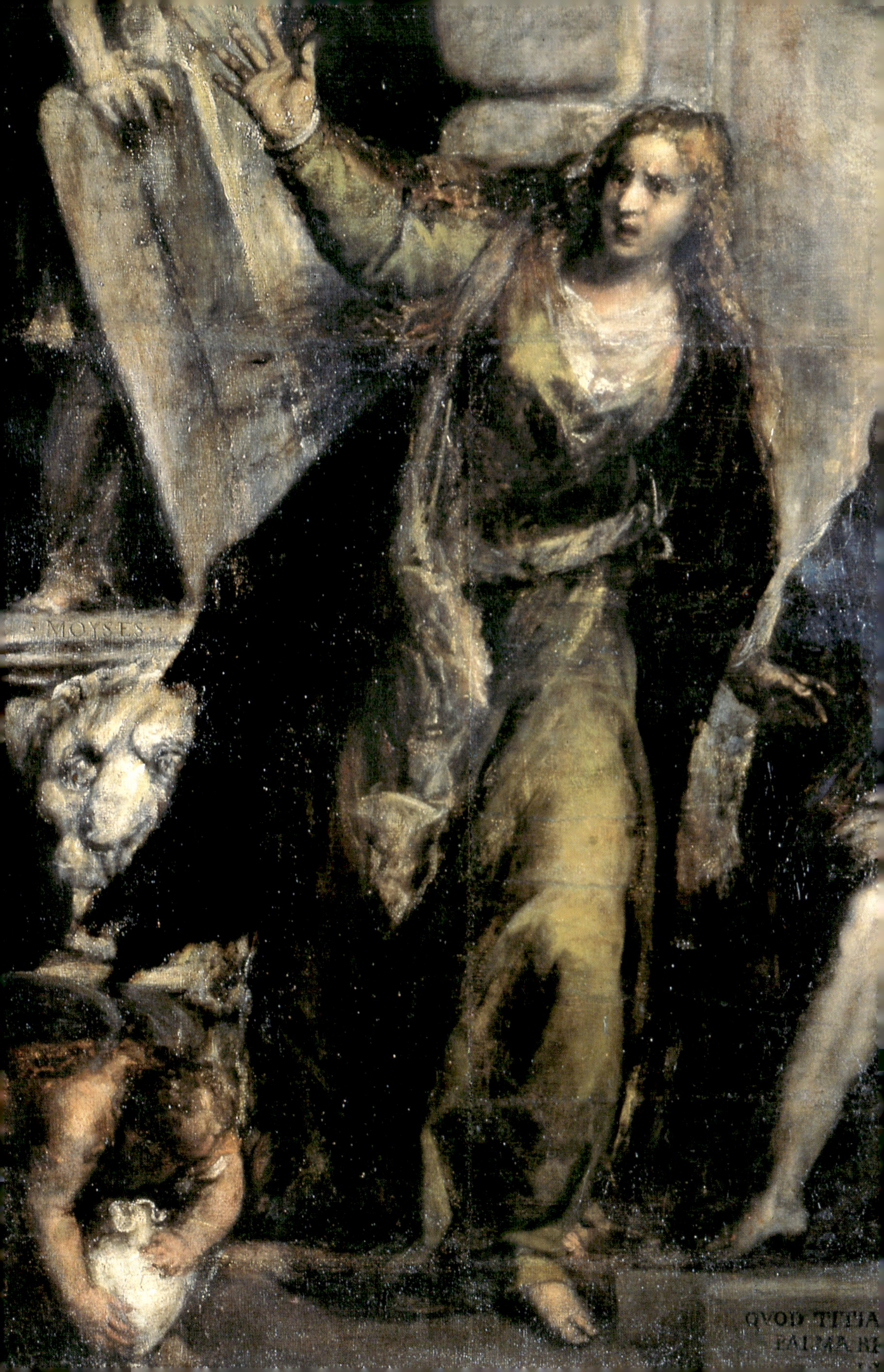
MOYSES
QVOD TITIA
PALMA RE

Liebe Katya,

alles, was Du über Pelz und Fell schreibst, erinnert mich an die Hunde auf seinen Gemälden. Hatte der alte Mann nicht zufällig einen Hund dabei?

Ich glaube, er hat Hunde geliebt. Vielleicht beruhigten sie ihn, oder sie gaben ihm Mut. Ob sie für ihn vielleicht so etwas wie Zeugen gewesen sind? Zeugen, denen er trauen konnte. Sprachlose, verschwiegene Zeugen. Vielleicht kam es vor, daß er, während seine Rechte malte, er mit der Linken einen seiner Hunde streichelte. Das Fell leistete seinen Fingern Gesellschaft, und der Hund regte sich unter den Bewegungen seines Arms.

Hunde auf Gemälden waren damals Mode. Man sieht sie bei Cranach, van Dyck, Rubens, Velázquez, Veronese … Unter anderem fungierten sie als eine Art Brücke zwischen den dargestellten Männern und Frauen. Sie waren Botschafter des Begehrens. Je nach Größe und Rasse konnten sie sowohl Weiblichkeit darstellen als auch Virilität. Sie waren fast menschlich – zumindest ebenso abgesondert unter allen anderen Kreaturen wie die Menschen –, und sie waren doch unschuldig. Außerdem galten sie als Symbol der Laszivität. Sie waren geil und niemand konnte darüber die Nase rümpfen – denn schließlich waren es Hunde.

So sehen wir sie in vielen seiner Gemälde. In Porträts von Männern und Frauen und in mythologischen Szenen. Aber nirgends merkwürdiger und bemerkenswerter als in jenem späten Bild mit dem Titel *Knabe mit Hunden*. Ein vergleichbares Bild gibt es nicht, und ich denke, jene Mehrheit der Experten hat recht, die die Theorie, wir hätten es mit dem Detail eines größeren, verlorenen Gemäldes zu tun, verwirft. Was wir sehen, ist ziemlich genau das, was der alte Mann uns zeigen wollte. Ein kleiner Junge – was glaubst du, wie alt er ist? Drei? Ich denke, er kann höchstens vier sein – ein kleiner Junge allein in einer dunklen Landschaft

Knabe mit Hunden, um 1570, Detail

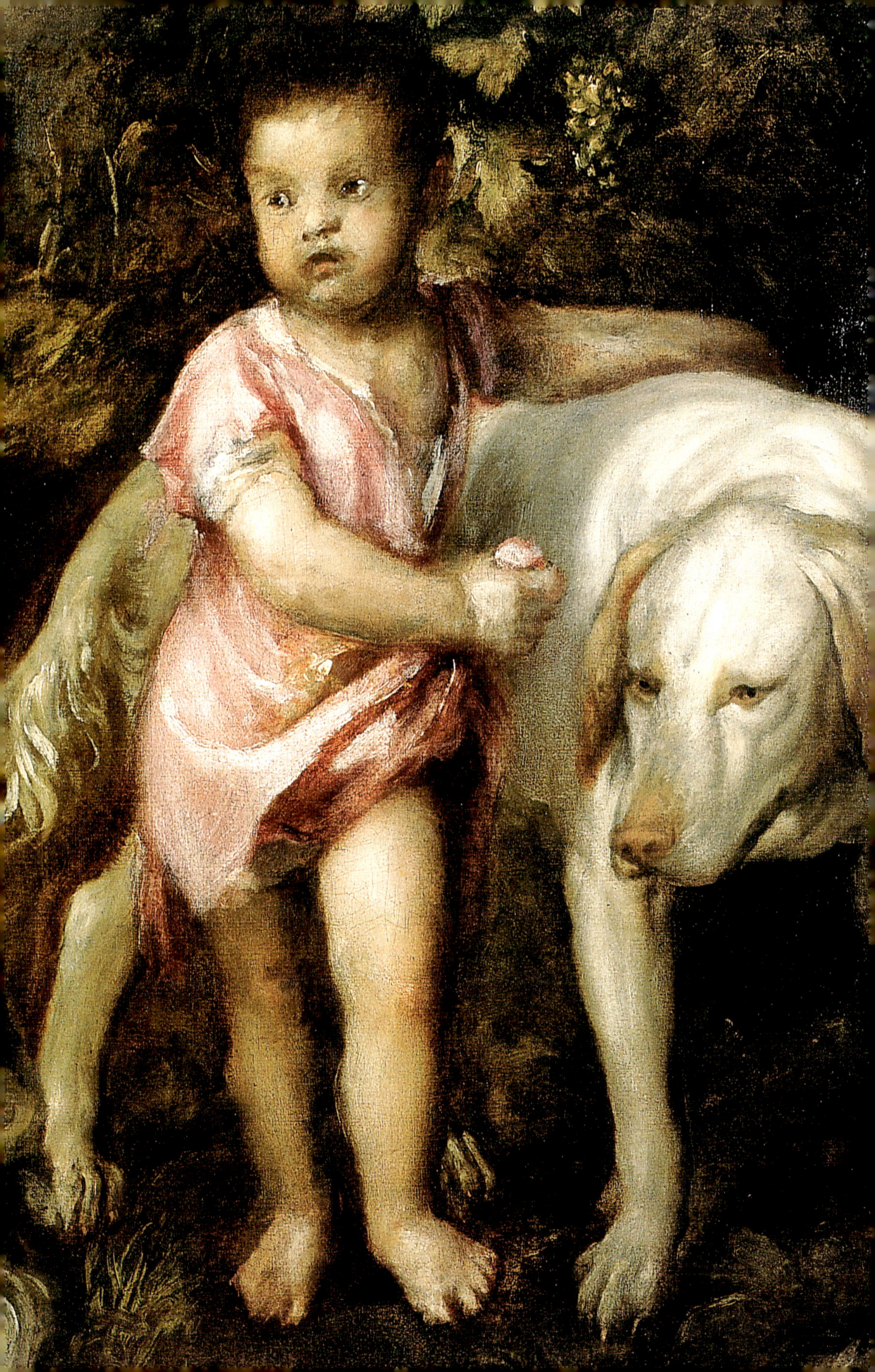

mit zwei Hunden und zwei Welpen (vielleicht vier Wochen alt?). Der Junge hat seinen Arm um den weißen Hund gelegt – der mir ein Männchen zu sein scheint –, als suche er Sicherheit. Die Hündin und Mutter der Welpen sieht als einzige dem Betrachter in die Augen, und die Welpen haben mit ihren Schnauzen im Fell die Zitzen gefunden.

Trotz der einbrechenden Dunkelheit ist die Szene ruhig und friedvoll, *comblée*, wie es auf Französisch heißen würde. Mensch und Tiere sind wunschlos, glücklich.

Die Hunde sind die Familie des kleinen Jungen. Sogar seine Eltern, scheint mir. Die Beine des Jungen und die beiden sichtbaren Hundebeine sind wie die vier Beine ein

John Berger
Knabe mit Hunden, 1995

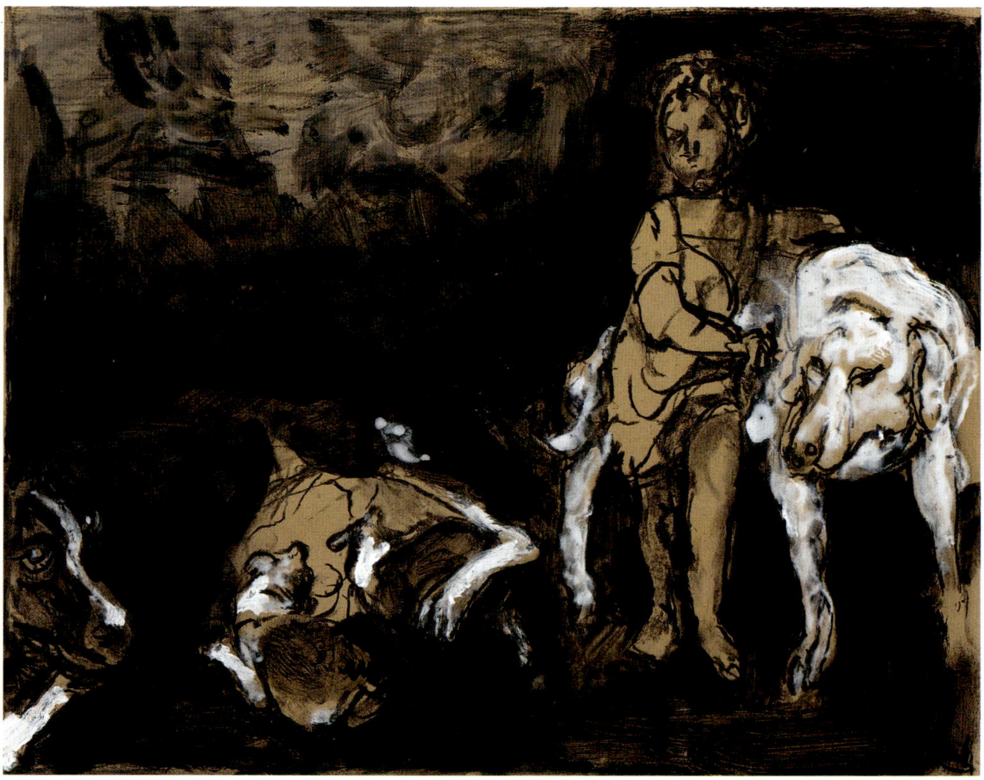

John Berger
Katya im Wald, Photographie, 1968

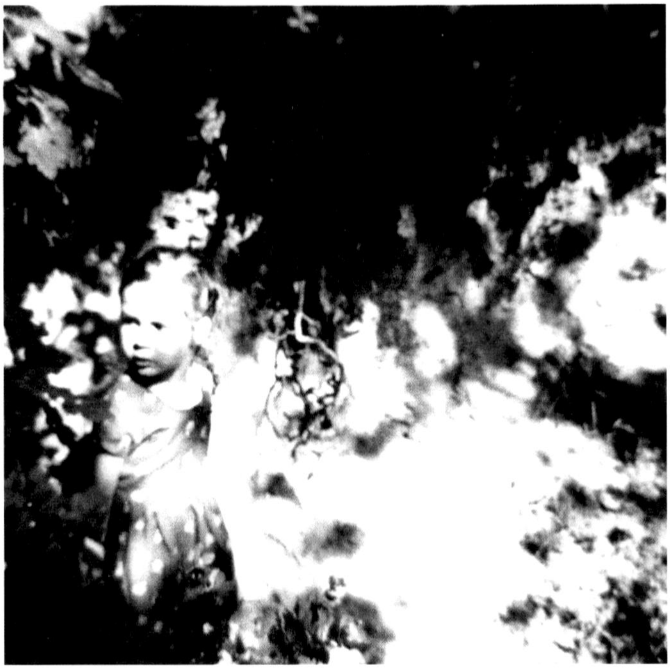

und desselben Tischs – fast austauschbar. Junge und Hunde warten – das heißt, sie leben.

Ist Warten nicht die wichtigste Beschäftigung der Hunde? Erlernt vielleicht aufgrund ihrer Nähe zu uns. Sie warten auf das nächste Erlebnis, auf die nächste Ankunft. Hier, scheint es, war das letzte wichtige Ereignis eine Geburt. Der Eintritt der kleinen Hunde und des kleinen Jungen in dieses verfluchte Leben. Geboren zu dem Zweck, auf den Tod zu warten. Aber in der Zwischenzeit gibt es Wärme, Milch, die Geheimnisse des Fells und Augen, die nichts sagen müssen.

Der alte Mann in Venedig wollte natürlich Deine Aufmerksamkeit, Deine Sympathie. Mehr noch: Er wollte, daß Du Dich für ihn interessierst. Denn Dein Interesse an ihm hätte dazu geführt, daß Du Dich von ihm hättest malen lassen, und er wollte Dich malen! Wenn er Frauen malte, vergaß er den Zweifel in seinem Innern. Aber jedesmal, nachdem er ihn vergessen hatte, wuchs seine Besorgnis weiter. Alle Frauen, die er gemalt hat – von Ariadne bis zur Büßerin Magdalena –, zeigen jene Sorge. Jede dieser Frauen hat ihn getröstet und zugleich seine Besorgnis noch größer gemacht.

Das Bild mit den Hunden zeigt den Trost. Es ist ein Bild voller Honig. Es zeigt das Glück. Die Welpen haben im Fell der Mutter das Glück gefunden – Zeus wird es bei Danaë so wenig finden wie Danaë bei Zeus.

Derweil warten die übrigen drei, der Junge und die Hunde ... Und die beiden Hunde, aufmerksame Beobachter, sind die Komplizen des alten Mannes. Sie sind das genaueste Sinnbild, das er finden konnte: das genaueste Sinnbild dessen, was er zu malen träumte und für die Haltung, in der zu malen er sich gewünscht hat. Die Hunde können beißen, und sie sind voller Unschuld.

Love, John

Junge Frau bei der Toilette, um 1512 – 15, Detail

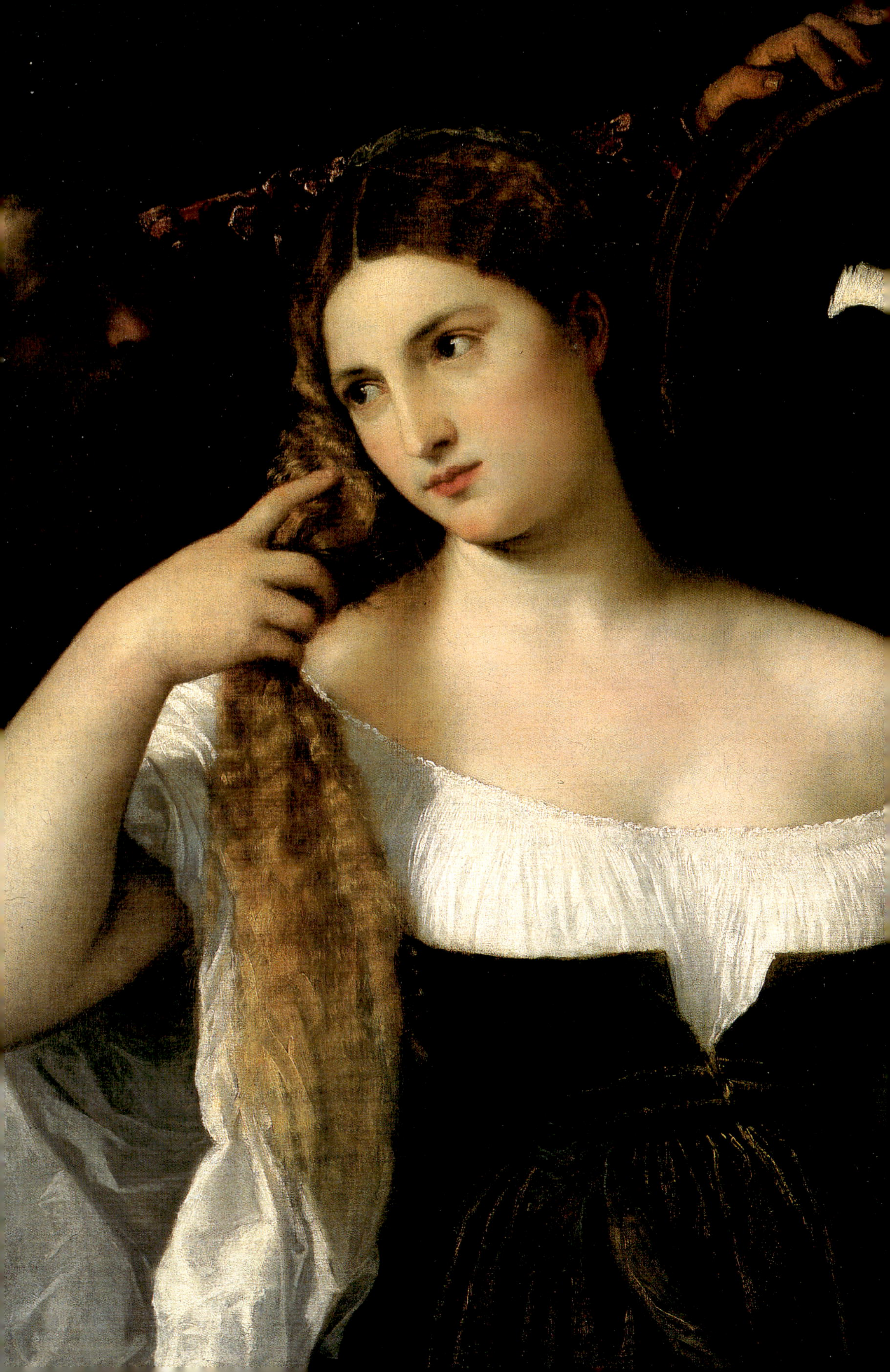

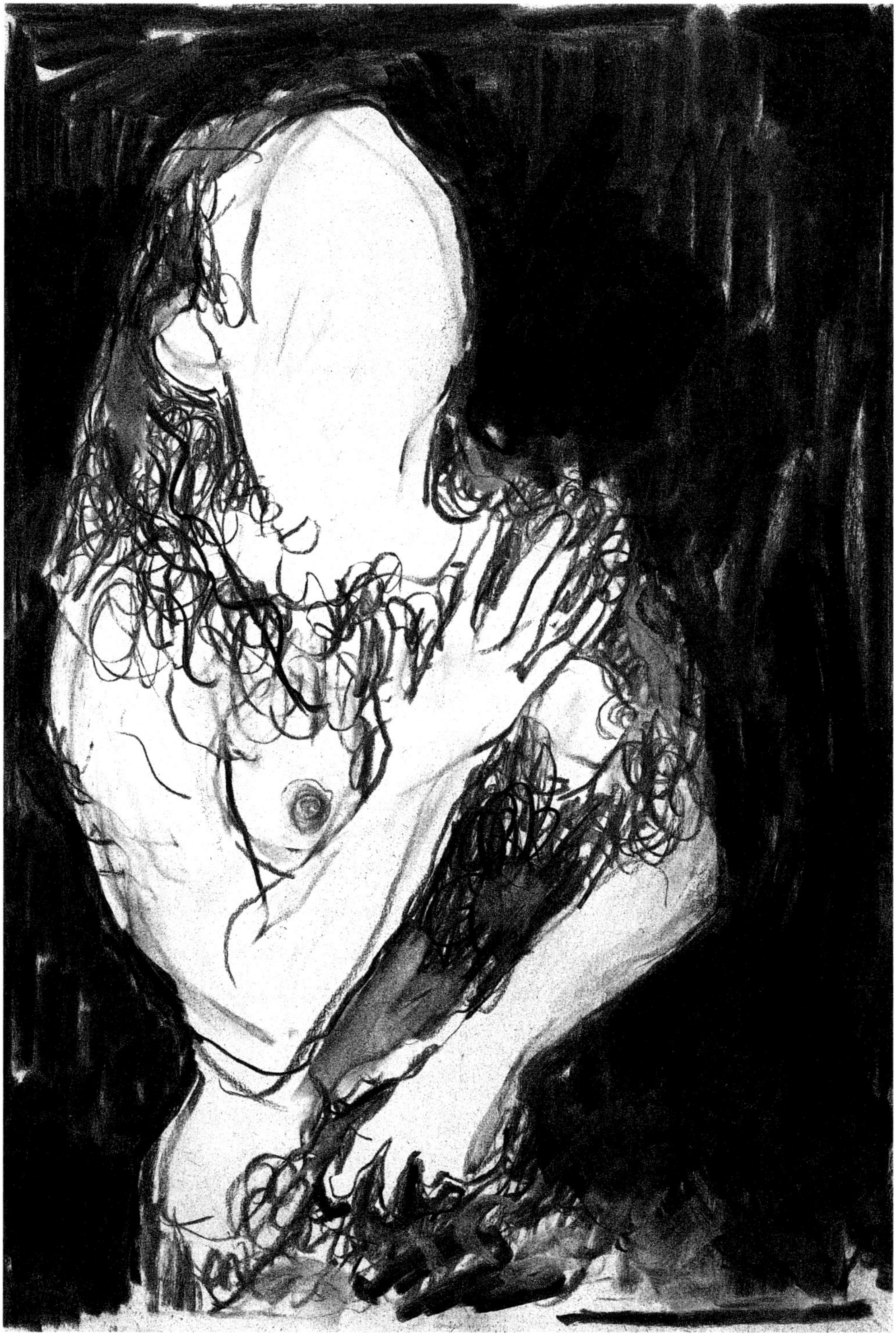

Lieber John,

ich versuche eine Antwort auf die Frage zu finden, was ihn zum Malen trieb. Und ich höre nur ein Wort, das aus dem Chaos der Dinge und der Materie wie vom Grund eines schwarzen Brunnens dringt.

Begehren. Sein Begehren richtete sich – wie es zu einem so eminent virilen Maler paßt – darauf, die Erscheinungen zu durchschneiden, oder vielleicht eher sie nur zu durchdringen und sich in ihnen zu verlieren. Jedoch stand er, als Mensch und als Maler, vor der Unmöglichkeit, dies wirklich zu erleben: denn das Innerste der Natur, das Tier im Menschen, die Haut der Welt – all das läßt sich nicht ergreifen und festhalten, die wichtigste Eigenschaft all dessen ist Unwiederholbarkeit, es läßt sich nicht reproduzieren. Und eine Weile verwandte er deshalb all seine Kunst darauf zu zeigen, daß alles eitel sei, vanitas vanitatis: Schönheit, Reichtum, Kunst.

Die Frauen auf seinen Bildern – oder vielleicht sollte ich eher von der archetypischen Frau Tizians sprechen, der Frau mit jener besonderen, einfachen Unschuld – sie erinnert ihn ständig und unbarmherzig an sein künstlerisches Versagen, an seine Niederlage als Maler. Und das widerfährt ihm, dem Meister! Vielleicht sind seine Frauen die Verkörperung des Zweifels, von dem Du schriebst? Sie sind nackt, in den Farben ihres Leibs ertrinkt man. Nie haben gemalte Frauenkörper mehr dazu verführt, sie zu berühren, nie haben sie so danach verlangt, daß man die Hand auf sie legt und sanft gegen sie drückt – so wie seine Maria Magdalena ihre Hand durch das aufgelöste Haar auf ihren Busen preßt. Und doch kann man die von Tizian gemalten Leiber so wenig berühren, sich so wenig in ihnen verlieren wie in all den anderen gemalten Leibern.

John Berger
Magdalena, 1996

Langsam verstand er, daß genau in diesem Versagen, in dieser Niederlage, in dieser Impotenz seiner Kunst (einer

Kunst nebenbei, in der die Männlichkeit der dargestellten Männer immerfort unterstrichen wird) ein geheimes Wunder versteckt liegen könnte. Denn statt mit feinen und groben Pinseln die Haut der Welt wiederzugeben, konnte er ihr gleichsam die Glieder verdrehen! Obwohl ihm verwehrt schien, die Welt noch einmal zu erschaffen, konnte er sie doch verwandeln, ihr eine neue Form geben. Anstatt als Sklave der Erscheinungen ihnen die Stiefel zu lecken, konnte er ihnen seinen Willen aufzwingen; Arme und Beine hervorbringen, die nie existiert haben; Glieder unnatürlich verrenken; Gegenstände so stark auflösen, daß man sie nicht mehr erkennen konnte; Konturen so verzittern lassen, daß sie umrißlose Materie darzustellen schienen. Er konnte sogar den Unterschied zwischen Leibern und Leichen aufheben (ich denke an seine letzte *Pietà*).

Ich habe all die offenen Fragen der Macht, des Prestiges, sogar die Sache mit dem Hund in diesen Gedankengang mit hineingenommen. Die Wahrheit ist, daß Tizians Kunst selbst unantastbar ist, unverletzlich. Sie ruft uns, und dann stößt sie uns zurück. Wir stehen mit offenem Mund.

Love, Katya

Pietà, um 1570 – 76, Detail

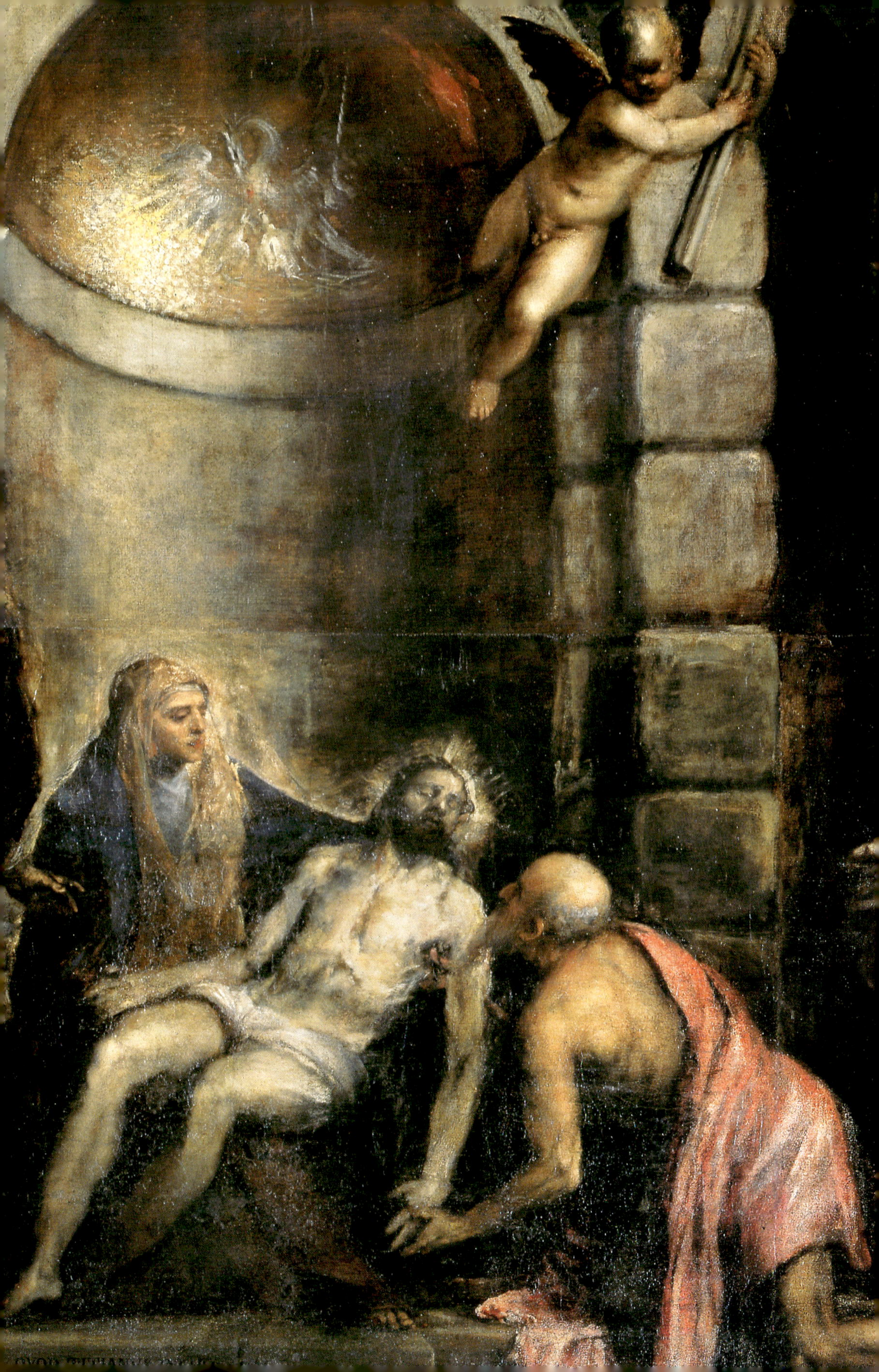

Liebe Katya,

Vanitas vanitatis. 1575 wütete die Pest in Venedig und raffte fast ein Drittel der Einwohner dahin. Der alte Mann fiel ihr 1576 zum Opfer, fast hundertjährig. Auch sein Sohn mußte sterben. Nach dem Tod der beiden plünderte man ihr Haus an der Biri Grande, all die Gemälde und Kostbarkeiten. Und im folgenden Jahr zerstörte ein Feuer im Dogenpalast Bilder Bellinis, Veroneses, Tintorettos und des alten Mannes.

Ich sehe Dich vor meinem inneren Auge, nicht auf dem Markusplatz, sondern auf der Terrasse Deiner Wohnung in Athen. In Gyzi, wo man von allen Küchen und allen Schlafzimmern in alle anderen hineinsehen kann und wo die Wäsche zwischen Telephondrähten und Hibiskusblüten zum Trocknen aufgehängt ist. Vielleicht ist Athen eine Art Gegenort zu Venedig? Auf festem Land, improvisatorisch, unregierbar. Eine Stadt der Kaufleute, der Nationalhelden und ihrer Witwen, eine Stadt, wo sich niemand herausputzt.

Und ich schreibe dies in einem Vorort von Paris, gerade zurückgekehrt vom Sonntagsmarkt. Ich habe junge Paare dort gesehen, bleich, schlecht gegen den Regen ausstaffiert, in Jeans, die Haare voller Lack und Gel, mit der Akne der Stadtbewohner. Sie hielten Händchen, schoben Kinderwägen, sprachen Slang, zogen einander auf. Jeder und jede mit einem eigenen, aber immer schiefen, nie ganz funktionierenden Lebenstrick als Ersatz für das Glück, das ihnen fehlt. Und ich fragte mich, während ich ihnen zusah: Was würden sie über die *Schindung des Marsyas* sagen? Wer kann das wissen? Wir alle leben unsere Lebensmärchen.

In der *Schindung des Marsyas* leckt ein Schoßhündchen unter dem aufgehängten Satyr Blut vom Boden. Rechts ist ein anderer Hund. Ein Junge (er sieht dem auf jenem Gemälde mit den Welpen sehr ähnlich) hält ihn.

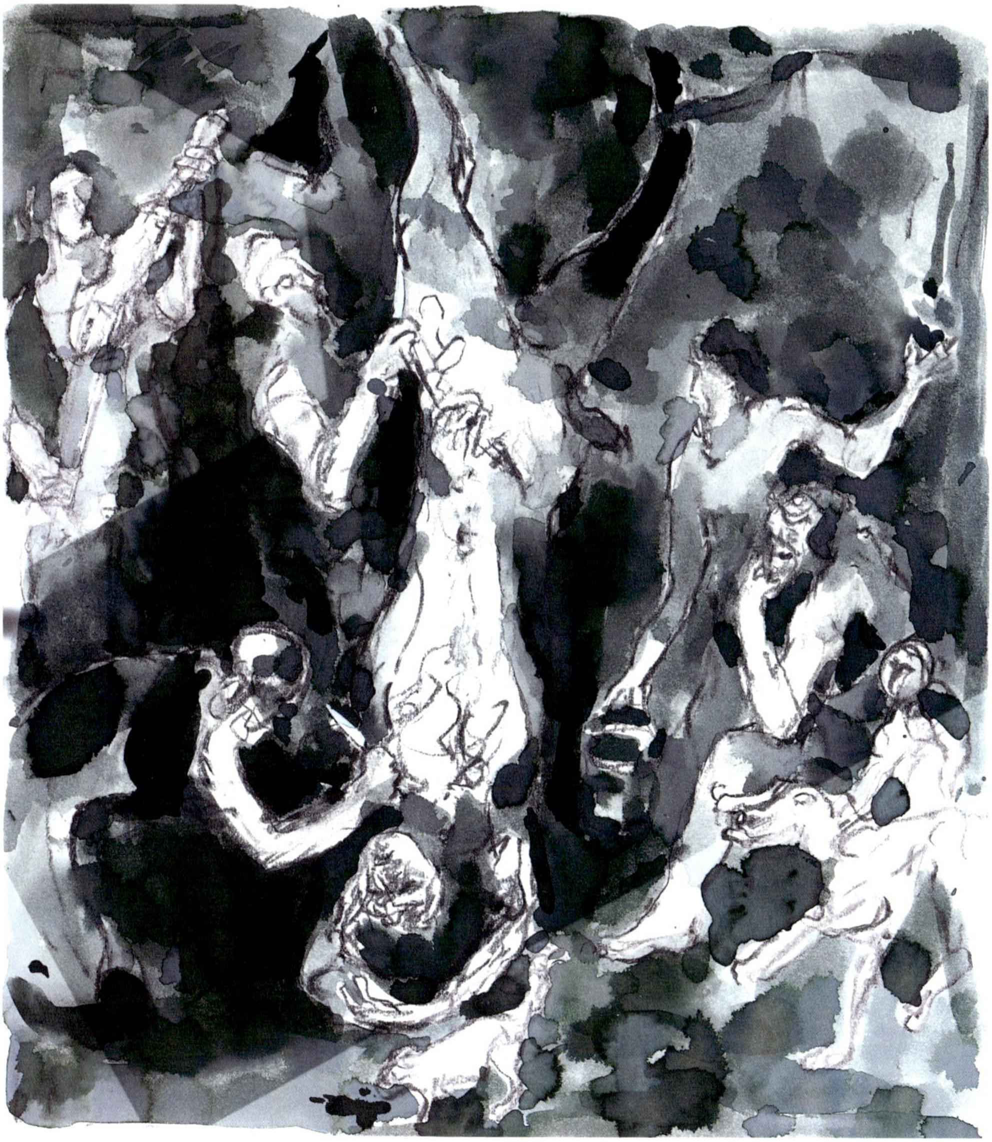

John Berger, *Schindung des Marsyas*, 1995

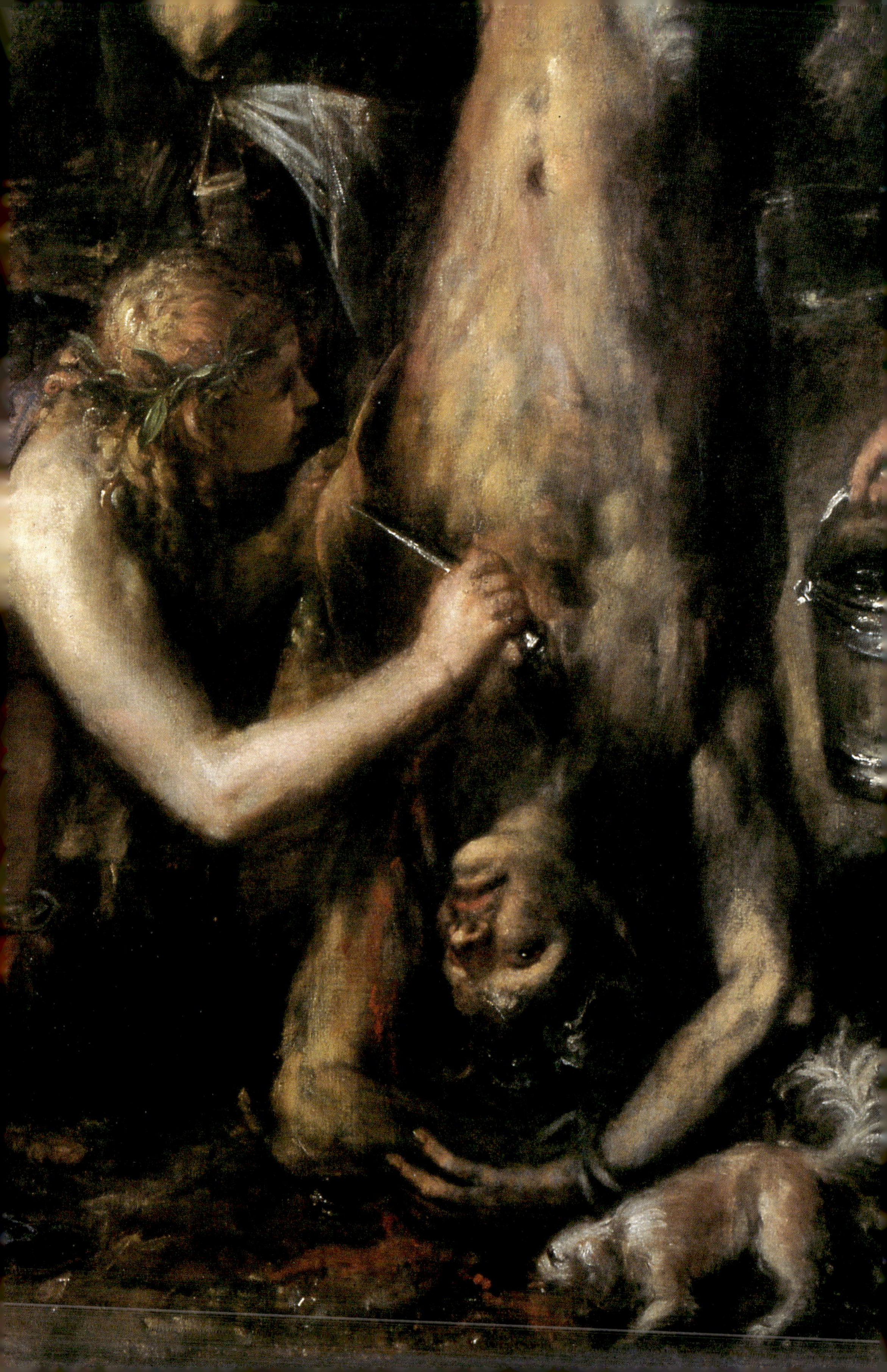

Marsyas, Satyr und Künstler, ließ sich auf einen musikalischen Wettstreit mit dem Gott Apollo ein und verlor. Die Bedingung war, daß der Gewinner den Unterlegenen nach Belieben strafen könne. Apollo entschied sich dafür, den Satyr lebendig zu häuten. Es gibt einige überzeugende allegorische Erklärungen hierfür. Aber was mich interessiert: Warum hat der alte Mann diese Geschichte als Gegenstand gewählt? Der Grund dafür hat viel mit dem zu tun, was er Dir in der Kunstausstellung erzählt hat. Satyrn waren Wesen, die sich geradezu dadurch definierten, daß sie zeigen, wie stark die menschliche Haut einem Tierfell gleicht, und daß beide die äußere Umhüllung eines Geheimnisses sind. Eine Art Mantel, den man nur mit Hilfe des tödlichen Messers aufknöpfen kann.

Die zwei Männer auf der Marsyas-Leinwand, mit ihren Messern und ihrer sorgfältigen Präzision (Bauern häuten Ziegen mit genau denselben Gesten, ich habe es gesehen) sind Vorläufer Sauras oder Fontanas. Diese Künstler haben in unserem Jahrhundert die von ihnen bemalte Leinwand aufgeschlitzt, auf der Suche danach, was hinter deren Haut liegt, tief verborgen in der Wunde.

Aber nachdem man sich das Thema des Gemäldes solcherart klargemacht und nahegebracht hat, findet man sich einer noch beunruhigenderen Tatsache gegenüber. Die Szene (eigentlich Darstellung einer viehischen Folterung) ist getaucht in ein Licht aus Honig und eine Stimmung elegischer Erfüllung.

Man findet genau dieselbe Atmosphäre in *Nymphe und Schäfer*, gemalt um dieselbe Zeit. Jedoch ist *Nymphe und Schäfer* eine Liebesszene, in denen der Hirte gerade die Flöte spielt, die Marsyas sein Leben kostete!

Mach den alten Mann in Athen ausfindig und frag ihn, was er sich dabei gedacht hat.

Bei euch müssen jetzt die Granatäpfel reif sein.

Love, John

Schindung des Marsyas, um 1570 – 76, Detail

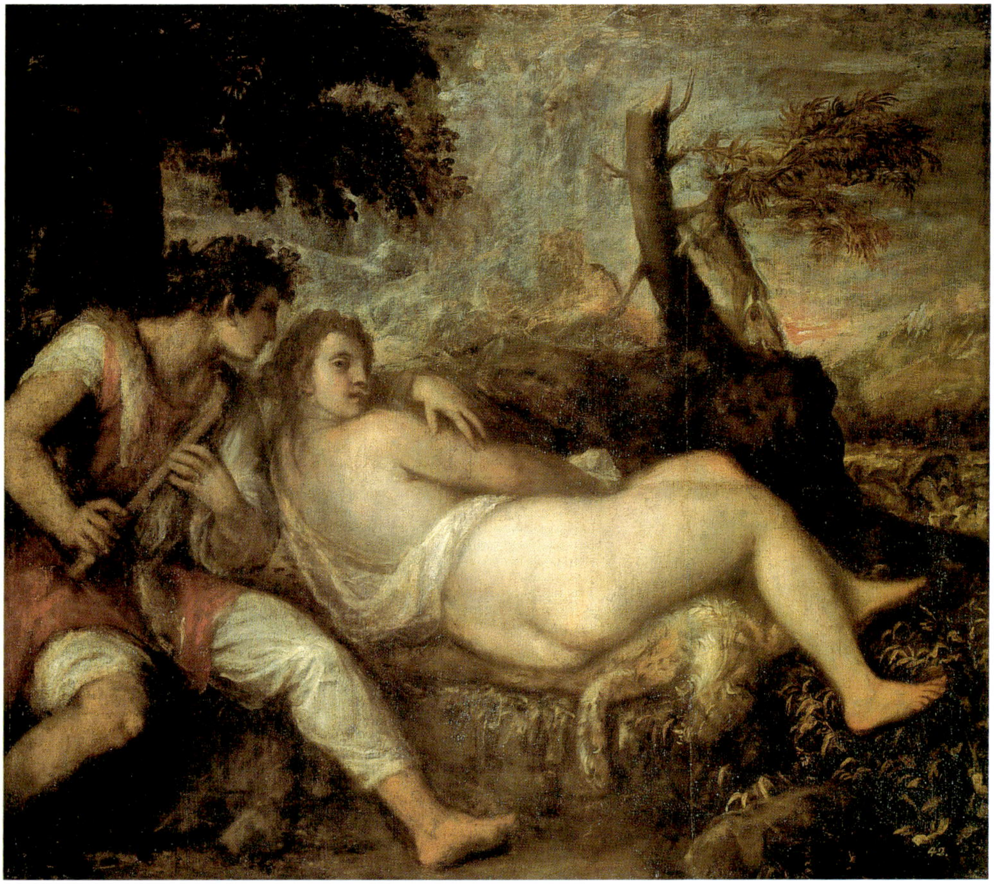

Nymphe und Schäfer, um 1570

Lieber John,

Du hast recht, die Granatäpfel sind reif. Vor mir liegt einer. Er ist aufgeplatzt unter den Zentrifugalkräften seiner Reife. Tizian hätte sein lebendiges Blutrot, sein körniges Fruchtfleisch malen können – allerdings wäre diese Frucht zu exotisch, zu orientalisch für ihn gewesen. Er hätte eher einen Pfirsichstein gemalt, ins Enorme vergrößert und glattgeschliffen. Tatsächlich kommt mir seine Malerei manchmal vor, als hätte sie eine Grundierung aus diesem Material, eine Art Überzug auf der Leinwand.

Gestern habe ich den alten Mann gesucht. Ich wollte ihm Deine Frage vorlegen: warum die Beleuchtung über der gemalten Folterung des Marsyas so honigfarben und friedvoll ist. Statt dessen kam ich an einer Versammlung anderer alter Männer auf dem Akadimias-Boulevard vorbei, mitten in der Athener Innenstadt.

Tausende von Fahrzeugen kommen hier zu jeder Tages- und Nachtzeit vorbei. Auch ist hier der Wendepunkt der wichtigsten städtischen Buslinien. Er ist immer überfüllt. Hier steige ich auf dem Weg zur Arbeit jeden Tag in den Bus. Nummer 222. Und genau hier haben, vor zwei Tagen, Menschen, die auf einen Bus warteten, den Tod gefunden.

Der Bus, er hätte sie zur Siesta nach Hause fahren sollen, geriet außer Kontrolle und bohrte sich in die Menschenmenge, riß acht Menschen mit sich, rammte eine Leitplanke und kam zum Stehen. Die Opfer, hauptsächlich Studentinnen und Studenten, wurden unter ihm erdrückt. Schreie, Blut, Chaos. Weder Polizei noch Krankenwagen kamen durch die Menschenmenge. Eine Stunde später gab das Radio die Namen der Todesopfer bekannt. Alle Welt weinte und bekreuzigte sich. Eine Tragödie. Aber erzählen will ich Dir ihre Nachgeschichte. Sie führt uns ins Herz dieses Landes.

Als ich gestern dort aus meinem Bus stieg (Nummer 222, derselbe, der den Tod gebracht hatte), sah ich eine Menschenmenge von drei- bis vierhundert Menschen. Es waren nur Männer, fast alle Pensionäre, dieselben, die jeden Morgen in die verrauchten ›Kafenions‹ gehen, wo nur Männer bedient werden und wo sie Backgammon spielen, Ouzo schlürfen und die Weltereignisse kommentieren – beleibe nicht ändern. Hier auf dem Akadimias-Boulevard gestikulieren und diskutieren sie aufgeregt.

Erst denke ich, es handelt sich um einen neuen Treffpunkt für politische Diskussionen jetzt vor den Wahlen. Aber nein. Diese alten Männer sind hierhergekommen, um den tragischen Vorfall zu rekonstruieren. Jeder der Anwesenden scheint heute morgen beim Aufwachen beschlossen zu haben, sich auf den Weg zum Schauplatz des gestrigen Dramas zu machen und ein klareres Bild davon zu gewinnen, was passiert ist.

»Die Studentin stand hier. Sie versuchte wegzurennen, als sie den Bus auf sich zukommen sah, aber die Menschenmenge war zu dicht – und hier war ihr das Wartehäuschen im Weg. In diese Richtung konnte sie auch nicht fliehen.«

»Nein, du hast keine Ahnung! Der arme alte Rentner muß da gestanden haben. Sie sagen, ihm seien als erstem die Knochen gebrochen worden. Alte Knochen brechen leichter.«

»Ich sag euch, die Opfer standen alle dort weiter unten. Die hier standen, sind davongekommen. Die da hinten vor der Leitplanke, die hat's erwischt. Die anderen sind nur verwundet worden und sind jetzt im Evangelismos-Krankenhaus. Sie werden durchkommen – Gottseidank. Aber stellt euch vor, was in den Familien von denen los ist, die ohne jeden Grund gestern um Viertel nach Zwölf gestorben sind, stellt euch das vor!«

Und so weiter. Ein Chor in einem Stück von Aischylos. Oder, genauer: die Agora, das spätere römische Forum. Der

Schindung des Marsyas, um 1570 – 76, Detail

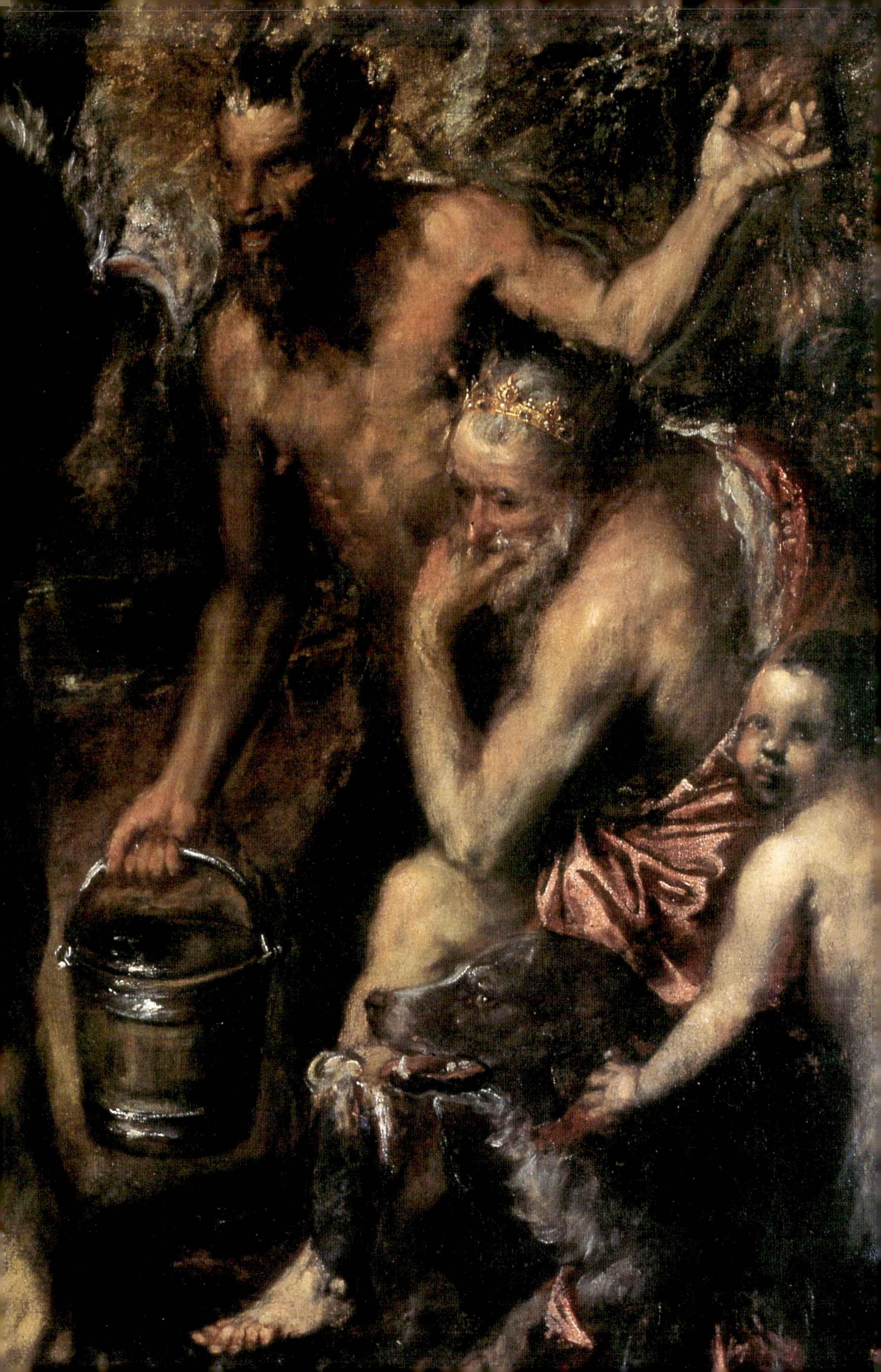

Marktplatz, wo sich alle Welt traf, um die Angelegenheiten der Polis zu besprechen.

Wenn Touristen darüber schwärmen, daß das Erbe des antiken Griechenland hier immer noch sichtbar sei, geht mir das immer ein bißchen auf die Nerven. Es stimmt, ja – aber es ist zu einfach, zu offensichtlich. Und das zu sagen, erinnert zugleich schmerzlich daran, wie wenig vom politischen Erbe der griechischen Zivilisation überlebt hat. Eins freilich hat fraglos Bestand: Der Hang dieser Nation, alles Vorfallende zu kommentieren. Das hilft, den Ereignissen die Schwere zu nehmen, sie zusammenzufassen, Schlüsse und Lehren aus ihnen zu ziehen (die man anderntags meistens wieder vergißt).

Die griechische Philosophie, sowohl in ihrem antiken als auch in ihrem volkstümlich-zeitgenössischen Sinn, stammt exakt aus dieser Vision des Tragödienchors: Sie sagt aus, sie zieht die Konsequenzen in Betracht, sie wägt die Bedeutung der Ereignisse.

Heute kam ich wieder am Akadimias-Boulevard vorbei, zwangsläufig. Eine kleinere Gruppe von Männern war noch immer da, beschäftigt mit ihren Kommentaren. Inzwischen waren gestern nachmittag Frauen gekommen, während die Männer Siesta machten: Blumen waren an der todbringenden Leitplanke entlang aufgestellt worden.

Ich glaube, ich werde Tizian nie mehr in der Gestalt eines alten Mannes sehen. In Venedig hatte er sich einfach in eine seiner Verkleidungen gehüllt. Wie Zeus sich in einen Goldregen verwandelt hat, als er Danaë nahm, verwandelt sich der alte Mann fortwährend, je nach den Umständen, je nach Ort, je nach seinen Wünschen, seiner Begierde.

Wenn er sich mir hier zeigt, dann in Gestalt der unverputzten Mauern, geschwärzt von der dreckigen Luft Athens, oder in Gestalt der Erde, lange trocken und jetzt von einem leichten Regen ein bißchen benetzt, in Gestalt

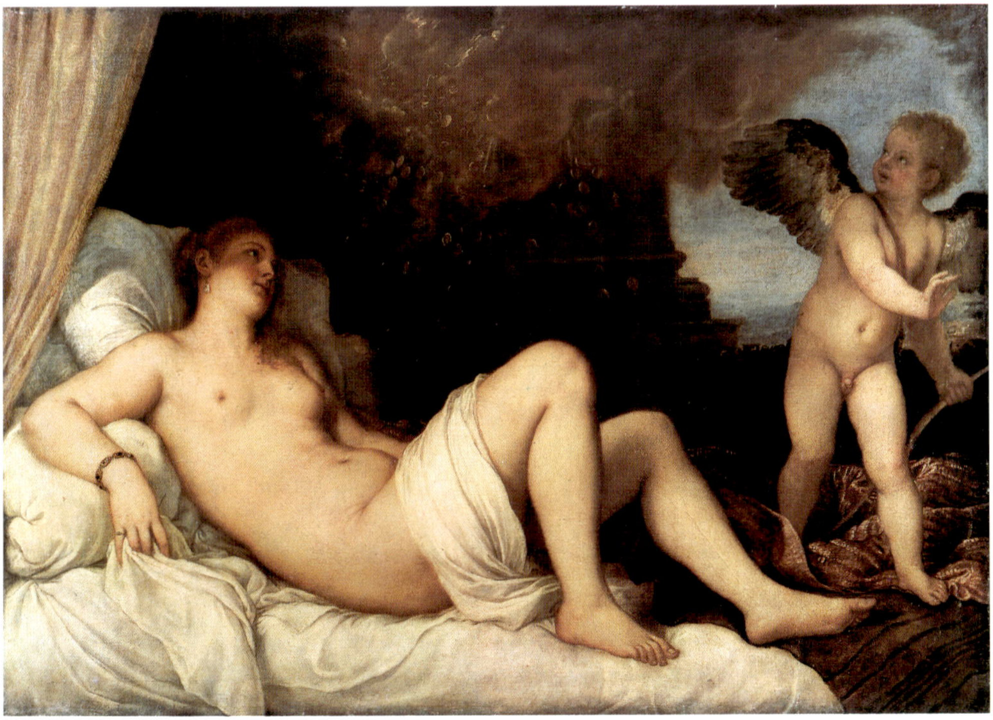

Danaë, um 1545

einer Wolke am Himmel, grau und wattig. Ich höre ihn im Knattern, Husten und Spotzen eines Motorrads.

Jedes Mal weiß ich, daß er es ist, denn er teilt mir immer dasselbe mit, in jedesmal derselben Stimme: Kratz, kratz, sagt er, kratz alles auf, was du kannst! Und das Wort brodelt tief in seiner Kehle.

Ich habe diese Stimme fast jeden Tag gehört während der sechs Monate, die ich in Gyzi im Bett liegen mußte. An der Wand neben dem Bett hing ein großes Poster seines Gemäldes der Danaë. Während der endlosen Stunden, die ich da lag, konnte ich entweder zum Fenster hinaussehen, das auf ein Fenster des Nebenhauses hinausging (hinter ihm spielte sich ein anderes Leben ab), oder ich konnte in den Fernseher schauen (auf dessen Schirm die Vorspiege-

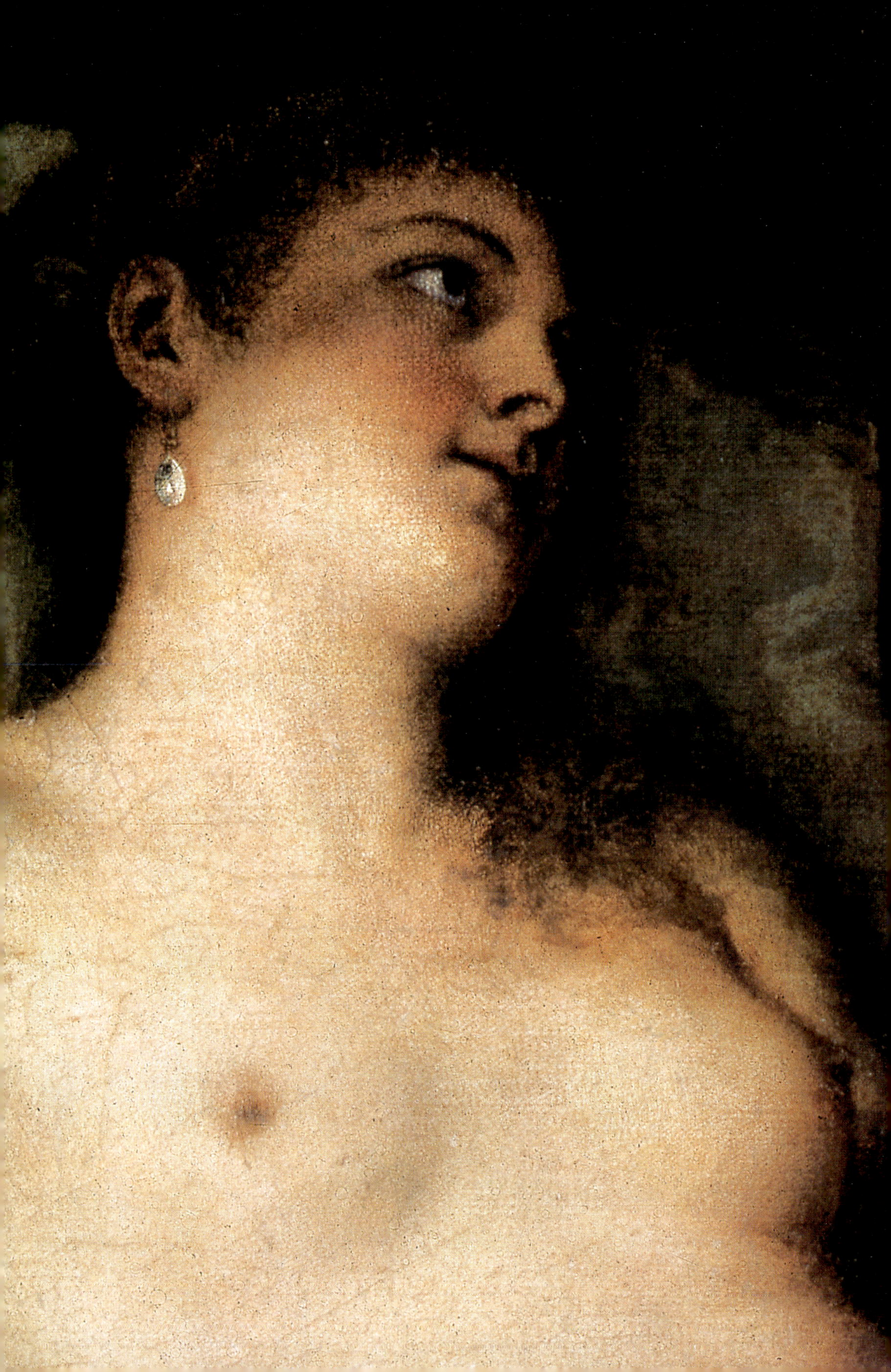

lung eines anderen Lebens lag). Oder ich konnte das Gemälde betrachten: eine Frau, nackt, immer dieselbe, auf einem Laken, umgeben von Kissen.

Eine Frau, die wie von innen heraus gemalt und erst nachträglich mit Haut bekleidet worden ist: das Gegenstück dessen, was Goya machte, als er die Maja entkleidete. Der alte Mann versetzte sich zunächst in oder hinter die Leinwand, und von dort arbeitete er sich durch bis zur sichtbaren Oberfläche des Körpers. Die Brüste zeigen jeweils, wie es Tizian einerseits, Goya andererseits gemacht haben. Bei Tizian muß man sich vorstellen, in dem gemalten Körper zu stecken, wenn man die Fülle der rechten Brust der Frau erfühlen will: ihr kaum wahrnehmbarer Schatten ist so zart angedeutet, daß man nichts empfindet, wenn man es nicht von innen heraus fühlt. Jedoch macht sie das um so wirklicher, umso begehrenswerter.

Während bei Goya die Schwellung zu deutlich ist, gehalten von einer verschwundenen Korsage, zu sichtbar und deshalb merkwürdigerweise unfleischlich. Sehe ich das richtig?

Der alte Mann war gierig. Nach Geld, nach Frauen, nach Macht, nach weiteren Lebensjahren. Er war neidisch auf Gott. Wütend. So begann er Ihn zu imitieren. Er gab nicht einfach nur, wie so viele andere Maler, die Erscheinung von Gegenständen wieder, die Gott geschaffen hat, sondern er begann diesen Dingen und Geschöpfen, ganz wie Gott es tat, eine Haut zu geben, Fell, Haar, Fett, eine Epidermis, Falten, Runzeln (oder er machte das Gegenteil, er nahm dem Fleisch seinen Schutz, wie in der Schändung des Marsyas: Er schnitt es auf, um die Kunstfertigkeit seiner Fleisches-Kunst zu demonstrieren).

Kein anderer Maler läßt uns so sehr an das pulsierende Leben des Gemalten glauben wie Tizian. Und er gelangt dahin nicht nur, indem er die Natur nachahmt, sondern ebenso durch das Wissen, wie er das Gehirn des Betrachters umprogrammieren kann. Er weiß darum, wo *wir* das

Danaë, um 1545, Detail

Leben, die Wärme, die Zärtlichkeit in seinen Bildern plazieren.

Tizian arbeitete wie Shakespeare. Man hat angesichts ihrer beider Werk den Eindruck, ein Wort, ein Arm können alles sagen, denn wie Zauberer wußten sie genau, wo der menschliche Geist kapitulieren will. In gewisser Weise erweisen sie sich Gott überlegen; denn sie wissen alles über ihre Mitmenschen. Daher ihr Bedürfnis, sich an Gott zu rächen.

Ich stelle mir ein Bild vor, das er gemalt haben könnte, so wie Du früher einmal einen nicht existierenden Frans Hals entworfen hast. Dieses Bild würde Eva zeigen, wie sie aus Adams Rippe geschaffen wird. Haut, Knochen, Fleisch, entstehend aus Haut, Knochen und Fleisch. Gott, der seine Hand auf die Materie legt und neues Leben zum Leben bringt. Ein Wald müßte der Schauplatz sein, mit Baumstümpfen und viel Moos. Zwei träge, nackte menschliche Formen im Schlamm, Substanzen, die zu leben scheinen. Schließlich bringt der Akt des Malens, so oft wiederholt wie die geschlechtliche Vereinigung, einen Körper hervor. Es ist nicht der Körper Pygmalions, nicht ein Körper wie aus poliertem Marmor. Die hier zum Leben erwachenden Leiber könnten manchmal obszön sein.

Eva, geboren aus Adam, wie das Universum aus Gott hervorgegangen ist, die Malerei aus Tizian, wie das Leben aus der Malerei hervorgehen kann, wie ich aus Dir hervorgegangen bin, wie Cloé aus mir.

Deshalb muß ich Dir sagen, daß ich ihn überall sehe, den alten Mann, ich sehe ihn sogar in Deiner Enkeltochter, die schöner ist als das Licht, süßer als das Feuer, sanfter als das Wasser. Schon jetzt hat sie den Tod für uns besiegt …

Love, Katya

Liebste Katya,

Ich habe Erwin Panofskys Buch über den alten Mann gelesen. Abgesehen von seiner Gelehrsamkeit hatte Panofsky eine wirkliche Liebe für die Sinnbilder, die von den Menschen als Zeichen ihrer Gedanken und Gefühle zurückgelassen worden sind – eine Liebe, wie die eines Astronomen für die Sterne. Panofsky lesend, erlebt man eine Art sternenhaften Frieden.

Zweierlei hat mich bei der Lektüre dieses Buchs beeindruckt. Eine Erkenntnis Panofskys über die Wahrnehmung überhaupt und eine über den alten Mann und seine Tricks.

John Berger
Nymphe und Schäfer, 1996

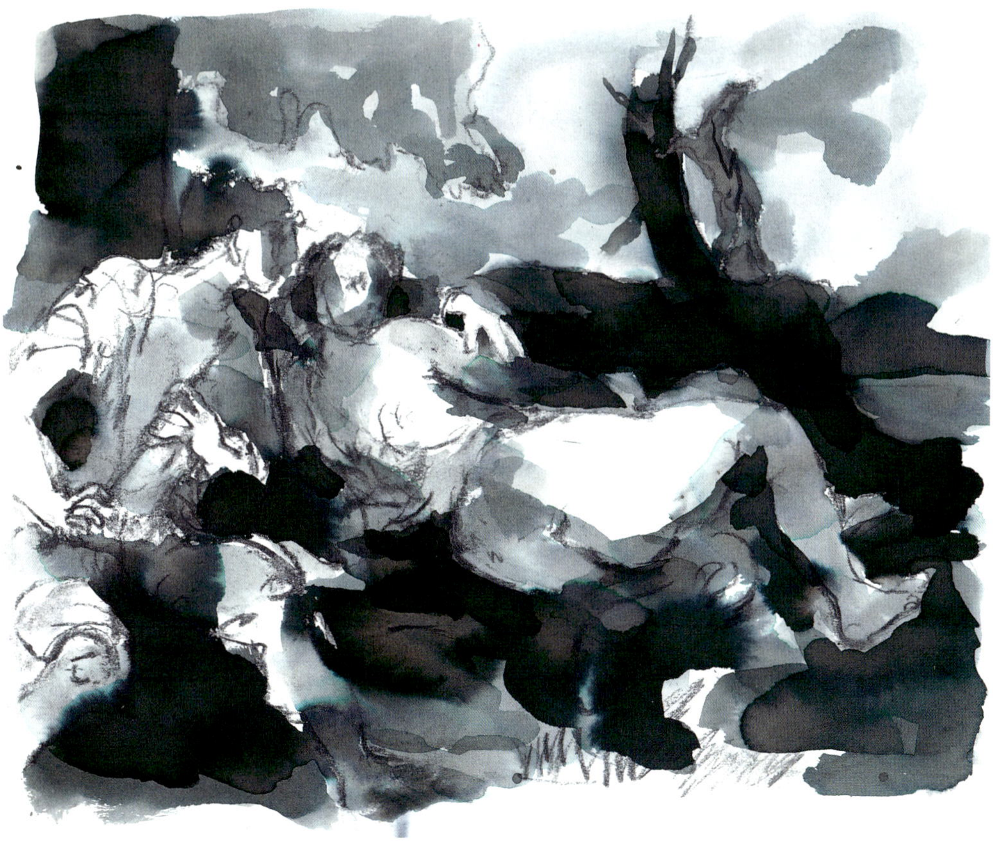

Die Wahrnehmung nimmt nie nur eine einzelne Tatsache oder auch nur eine einzelne Reihung von Tatsachen auf. Sie empfängt Signale aus einem Energiefeld oder -kreislauf. Sie ist für Wellen eher empfänglich als für Partikel. Dies wird besonders deutlich, wenn wir über die Wahrnehmung eines Kunstwerks sprechen – Kunstwerke sind schon in sich solche Energiefelder. Aber diese Erkenntnis Panofskys trifft auf alle Wahrnehmung zu. Beobachte ein Tier, das lauscht oder wittert: Es richtet seine Aufmerksamkeit nie auf einen einzelnen *Punkt*, sondern es hört eine ganze *Bandbreite* ab, ein ganzes *Feld* von Signalen. Wieso hat mich das so beeindruckt? Vielleicht erklärt es die Tatsache, daß sogar ganz einfache Wahrnehmungen miteinander »übereinstimmen«.

Zum Beispiel habe ich schon erwähnt, daß mich die Hände des alten Mannes an die eines Geldverleihers erinnern. Aus Panofskys Buch erfahre ich, daß Jacopo Bassano ein Porträt Tizians als Geldverleiher in einer *Austreibung aus dem Tempel* malte!

Zum Beispiel schreibst Du: »Ich stelle mir ein Bild vor, das er gemalt haben könnte. Dieses Bild würde Eva zeigen, wie sie aus Adams Rippe geschaffen wird. Haut, Knochen, Fleisch, entstehend aus Haut, Knochen und Fleisch. Gott, der seine Hand auf die Materie legt und neues Leben zum Leben bringt.« Und Panofsky zitiert Baschini, der über den alten Mann 1600 in Venedig schreibt und uns mitteilt, daß er beim Malen seine Finger benutzte »wie Gott, als er den Menschen schuf«.

Zum Beispiel erfahre ich weiter, daß Tizians Siegel und Markenzeichen eine Bärin zeigte, die ihr Junges leckt – vergleich das damit, was der alte Mann Dir über Fell und Pelz gesagt hat! Und sein Motto war: natura potentior ars (Kunst ist mächtiger als Natur).

Ich war neulich in Wien – einer Stadt, die ich nicht mag und in der ich mich trotzdem zuhause fühle. Die Hauptstadt der Reinkarnationen. Dort ging ich wieder ins Kunst-

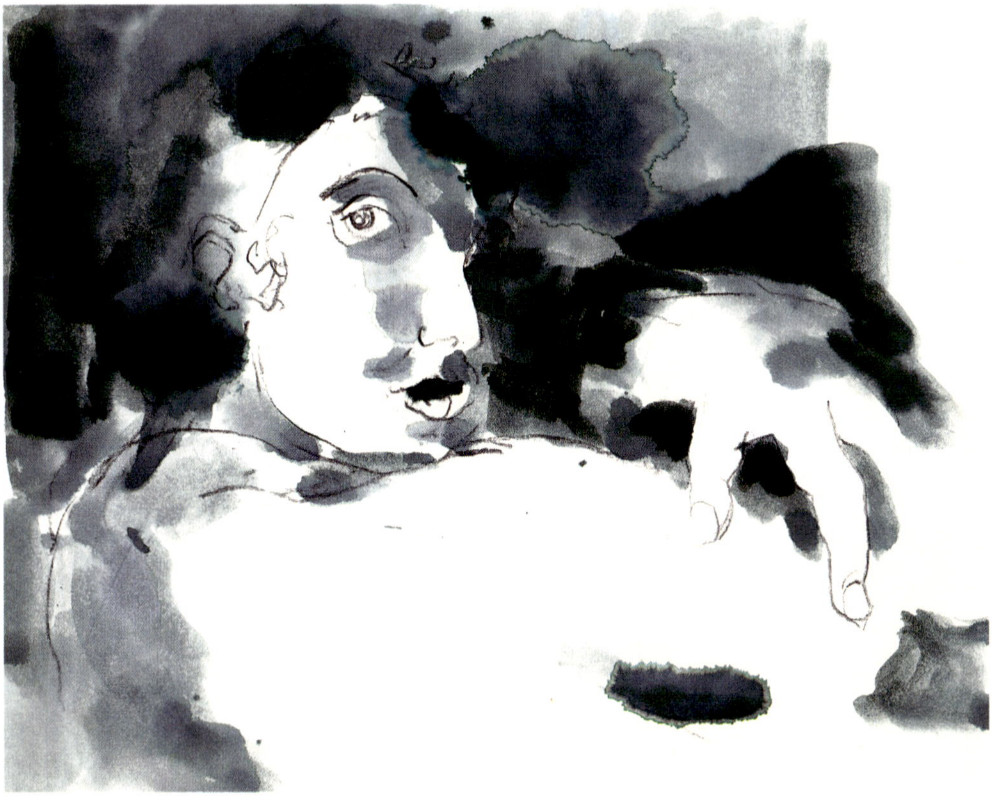

John Berger
Geste der Hand, 1995

historische Museum – wie anders! – und sah mir sein Gemälde *Nymphe und Schäfer* an. Und zum hundertsten Mal betrachtete ich die Bewegung der Hand, die den rechten Arm der Nymphe liebkost. Liebkosen ist nicht das richtige Wort. Kratzen wäre besser: das Wort, das er Dir gegenüber benutzt hat. Ein leichtes, leichtes Kratzen. Und zum hundertsten Mal sagte ich mir: Das ist *nicht* ihre eigene Hand. Die anatomische Stellung, die Geste und die Tatsache, daß sie von einer Art Manschette umschlossen scheint – es kann unmöglich ihre eigene Hand sein. Es ist eine freischwebende Hand, sie gehört zu niemandem.

Vielleicht hätte es eigentlich ihre Hand sein sollen, und der alte Mann veränderte sie beim Malen, bis es weniger und weniger die ihre war. Das muß dann aber einen Grund

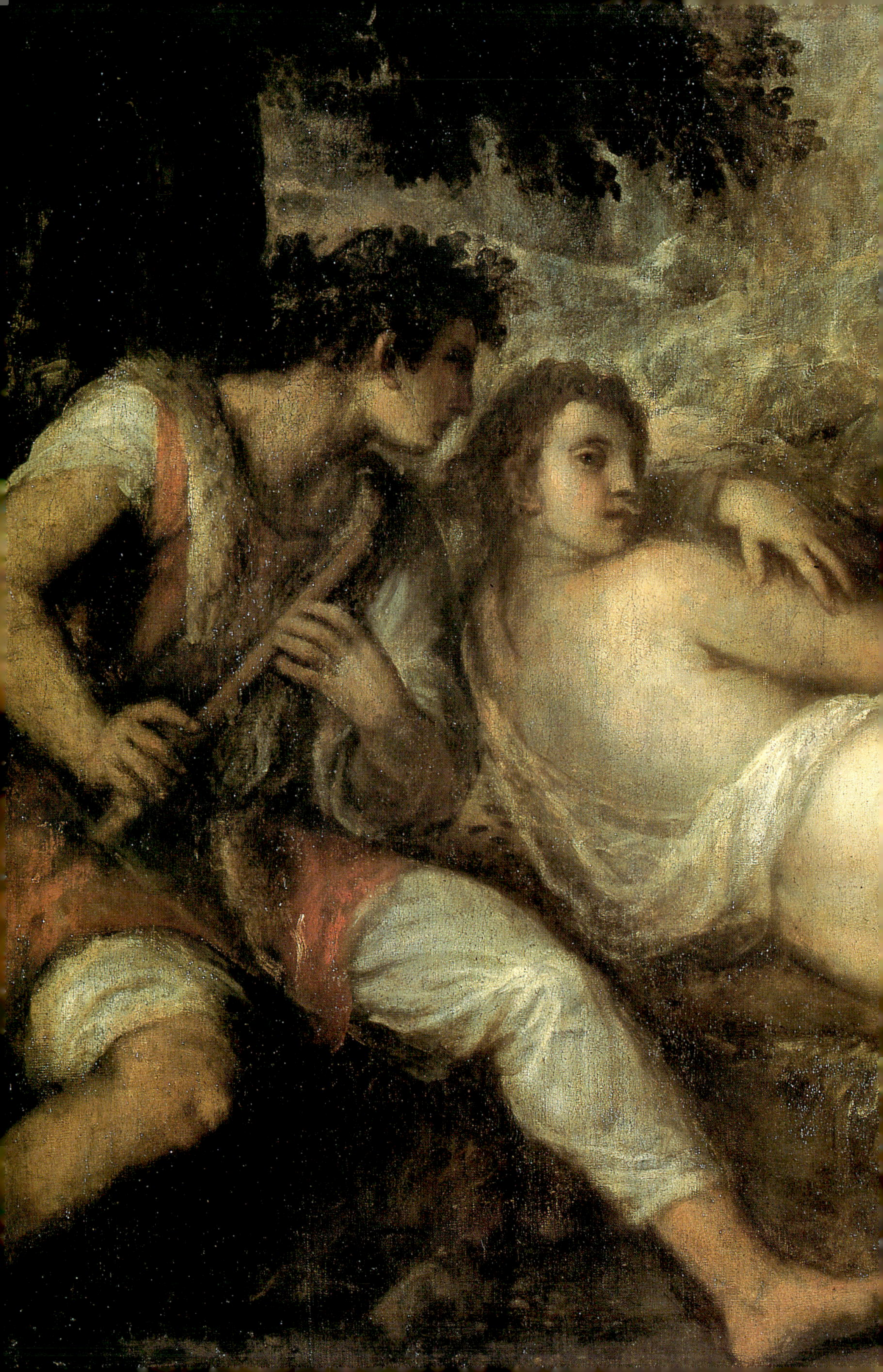

gehabt haben – Ungeschick oder Kurzsichtigkeit können es nicht gewesen sein. Die Berührung dieser Hand ist das Zentrum des Bildes *geworden*. Sie ist sein Angelpunkt: das, worum es dem Bild geht.

Eine Geste des Anrufs, des Abschieds, der Begrüßung? Vielleicht etwas von allem. Jedenfalls ist es eine Geste des alten Mannes, nicht der Nymphe.

In dem Film, den wir gemacht haben, ›Walk me home‹, steht William am Schluß aus dem Hotelbett auf, zieht sich an, rückt die Krawatte im Spiegel zurecht, und steht, bevor er für immer fortgeht, neben dem Bett, auf dem Cloud noch schläft. Er weiß, daß er gehen muß. Fünf Minuten später – das weiß er nicht – wird er tot sein. Er streckt seine Hand aus, um Cloud zum letzten Mal zu berühren. Wie Du weißt, habe ich den William gespielt, und in jenem Moment war meine Geste im Film (mir wird das jetzt bewußt, damals dachte ich nicht daran) *ganz genau* die der Hand in jenem Wiener Gemälde.

Ich sehe Dich vor mir – in Deinem Schlangenkleid.

Ich schicke Cloe, Orestes und der Schlange all meine Liebe,

John

ATHEN

Lieber John,

Du hast es Dir also in den Kopf gesetzt, mich als Schlange zu sehen (mich in eine zu verwandeln?). Wie Du willst, ich spiele mit. Ich kann eine Schlange sein oder etwas anderes. Ich werde schauspielern, imitieren, mich verwandeln. Wie damals in den Feldern – weißt Du noch? –, als ich klein war, und wir Rast machten und picknickten auf unseren Sonntagsausflügen durch den Jura. Wer und was immer dich amüsierte – ich machte es für Dich nach.

Nymphe und Schäfer, um 1570, Detail

Am besten geht es allerdings mit Tieren. Wir können uns so tief mit ihnen identifizieren. Sie sind uns gerade nah genug und gerade weit genug von uns entfernt, daß es einfach ist, sie nachzuahmen. Sie sind *das Andere*, mehr als ein Mensch *das Andere* sein kann. Und deshalb können wir sie einfacher verstehen. Um die Tiere zu begreifen, braucht man nur den Willen dazu, Phantasie, Identifikation; während Menschen Intelligenz beanspruchen, Kalkulation, Abstraktion. Und je gemeiner die menschliche Welt wird – je mehr die Menschen in ihrem Egoismus versinken, in der Gier ihrer Verzweiflung –, desto mehr neigen sich uns die Tiere zu. Sie werden Geschwister, sie rücken uns näher als unsere menschlichen Brüder und Schwestern. Tatsächlich wird die ganze Natur, wenn die Dinge so stehen, zu einem Schutzraum unserer Phantasie. Die Natur kommt uns im selben Maß näher, wie unsere sogenannten Nächsten sich von uns entfernen.

Vielleicht liegt es ein bißchen daran, daß Du Dich in Wien zuhause gefühlt hast, in einer Stadt der Reinkarnationen, wie Du sie nennst. Am dichtesten mit vergangenem Leben bevölkert sind die Städte der Kunst: Venedig, Florenz, auch New York. So wirkt der Aufenthalt in Wien in gewisser Weise wie die Gegenwart der Tiere. Die Stadt gibt uns den Mut zu Reisen in unser Inneres, zu Projektionen, sie läßt unserer Einbildungskraft Flügel wachsen.

Schlangen also! Es gibt von Tizian das Porträt eines Mannes, der etwas sehr Tierartiges hat: etwas zwischen Schlange und Lamm. Es hängt in der Münchner Alten Pinakothek, und manche Experten (Du eigentlich auch?) schreiben es Giorgione zu. Die Süße des Gemäldes erinnert tatsächlich an Giorgione, aber jenes Tierartige und eine gewisse Kühnheit und Durchtriebenheit lassen mich eher an Tizian denken.

Schau Dir seine Hand an – sie ist aus demselben Weltbaustoff wie das Fell über seiner Schulter. Die Locken neben seinen Ohren – sie erinnern an ein Rinderfell.

Bildnis eines jungen Mannes, um 1520, Detail

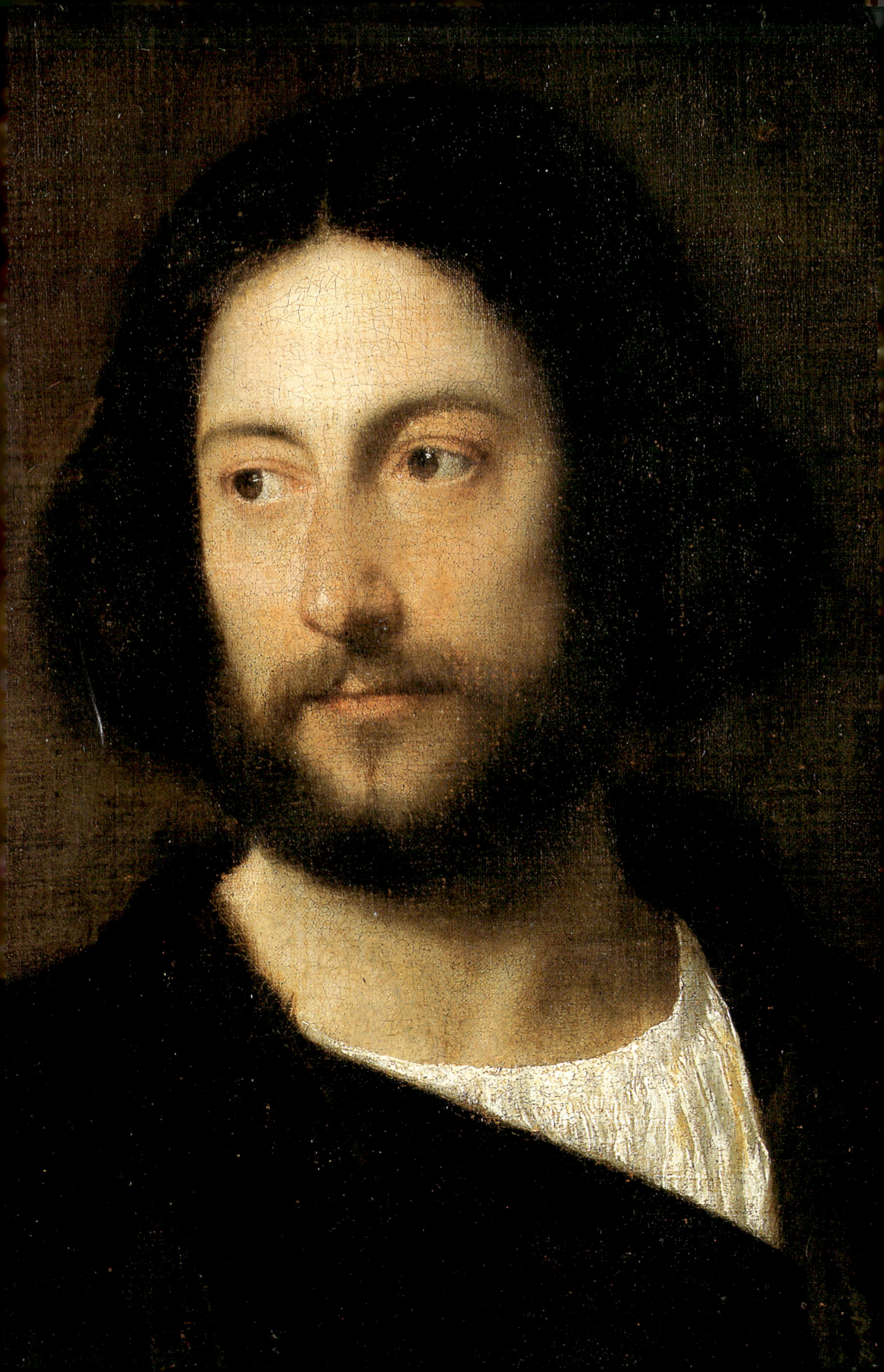

Freilich ist es ein Menschenantlitz, von Tizian gemalt. Du erinnerst Dich: All seine Frauen scheinen mir blutsverwandt, die Magdalenen, Aphroditen, Nymphen, Mädchen … Er ist besessen gewesen von Archetypen der Frau und des Mannes: eine ursprüngliche Eva, ein ursprünglicher Adam seiner eigenen Schöpfung!

Der Münchner Mann hält den gleichen Handschuh wie der *Mann mit Handschuh* im Louvre. Aber kannst Du mir sagen, was dieser Schlangen-Hut im Hintergrund bedeutet? Ist er nicht das Sinnbild der paradiesischen Versucherin?

In *Nymphe und Schäfer* liegt die Nymphe auf einem Fell – so wie ich in jenem Traum, aus dem ich immer noch nicht ganz erwacht bin. Es ist nicht nur ein Fell – es ist ein ganzes Tier, nur für mich gehäutet. Es ist Marsyas, gerade eben geschunden.

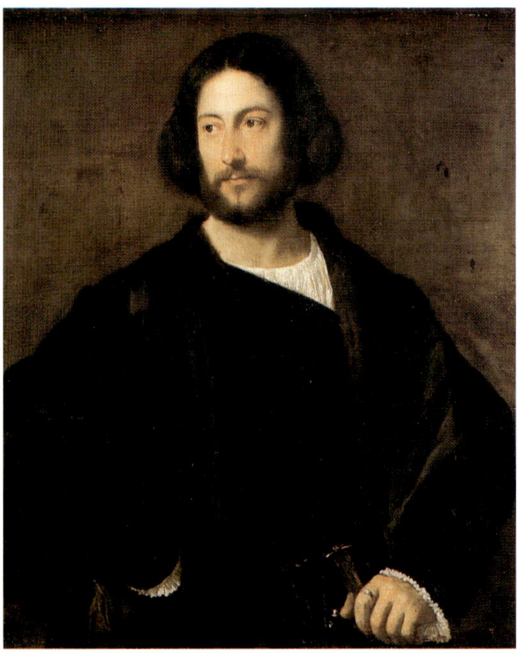

Bildnis eines jungen Mannes, um 1520

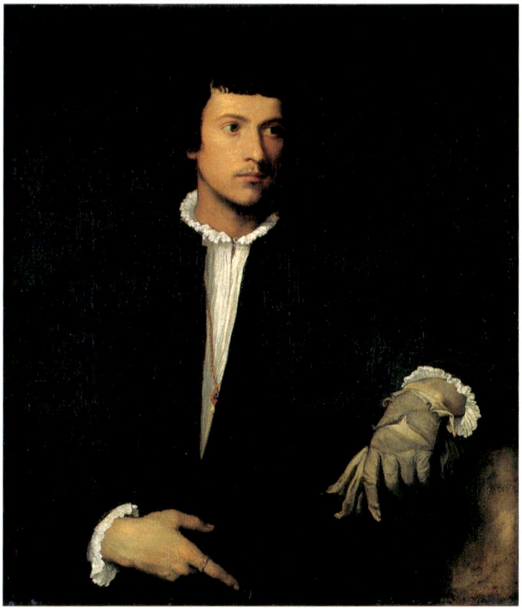

Der Mann mit dem Handschuh,
um 1523

In ihrem Innern verwandelt sie sich jetzt in ein Tier, vereinigt sich wieder mit der Natur und wird von ihr willkommen geheißen. Vielleicht gehört Williams Hand in ›Walk me home‹ ins Reich der Tiere, zur Natur, zum Akt der Schöpfung?

Jedenfalls beneide ich die Nymphe in Tizians Gemälde. Wie sehr ich sie beneide! Liegend hat sie sich halb weggedreht und schaut in jene andere Welt hinein – in die Welt, deren Oberfläche das Muster eines abgeschliffenen Pfirsichsteins bildet. Für immer gegenwärtig auf der Leinwand, friedvoll, ruhig, zufrieden, der Musik des Nichts lauschend. Unsterblich, ohne daß sie sich das Leben hätte zumuten müssen. Sie existiert, um gesehen zu werden, das wohl. Aber nur so gesehen zu werden, wie ihr Schöpfer sie sich gedacht hatte. Den Blicken preisgegeben und dennoch beschützt! Im Brennpunkt wilder Phantasien und weitreichender Interpretationen und doch, gleichzeitig unveränderlich, unantastbar.

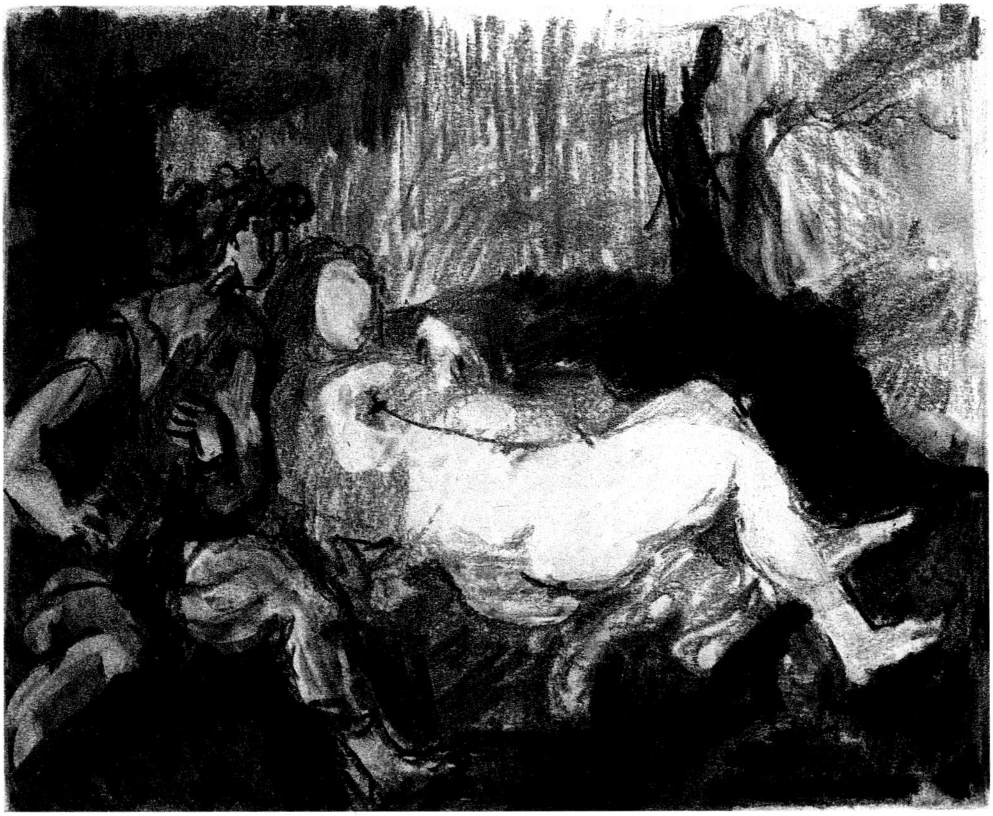

John Berger
Nymphe und Schäfer,
1995

Stell dir vor, wir könnten uns nach unserem Tod auch in Bilder oder in Musik verwandeln, nicht nur in anderen Lebewesen wieder zur Welt kommen. Wäre das nicht schöner? Aber wenn ich darüber nachdenke: Man muß nicht einmal sterben, um eine solche Reinkarnation zu erleben. Es genügt, hier und jetzt in die Welt der Gegenstände einzutauchen. Was könnte einen größeren Frieden geben.

Auf dem Athos, wohin keine Frau ihren Fuß setzen darf, gibt es, höre ich, in einem der Klöster die Inschrift:
»Wer vor dem Tod stirbt, bleibt nach dem Tod lebendig.«

ΑΝ ΠΕΘΑΝΕΙΞ ΠΡΙΝ ΠΕΘΑΝΕΙΞ, ΔΞΝ ΘΑ ΠΕΘΑΝΕΙΞ ΟΤΑΝ ΠΕΘΑΝΕΙΞ.

Paß auf Dich auf. All my love. *Katya*

Liebe Katya,

Mit einer Einladung zu diesem Rendezvous – halb abgewandt, auf Deinem Arm ruhend, den Blick in eine andere Welt gerichtet (eine Welt, die mit dem Liniengewirr eines Pfirsichkerns überzogen ist), liegend auf der Haut des Marsyas, friedvoll, still, der lautlosen Musik des Nichts lauschend – mit der Einladung zu diesem Rendezvous jenseits des Erwachens könntest Du jeden Mann verführen. Und vielleicht ist deshalb so viel von Verführung in diesem Gemälde. Nicht der Hirte verführt die Nymphe, nicht sie ihn. Sondern jene beiden, zusammen mit dem alten Mann, verführen uns, die wir vorübergehen. Sie verführen uns mit dem Versprechen, uns zu verführen.

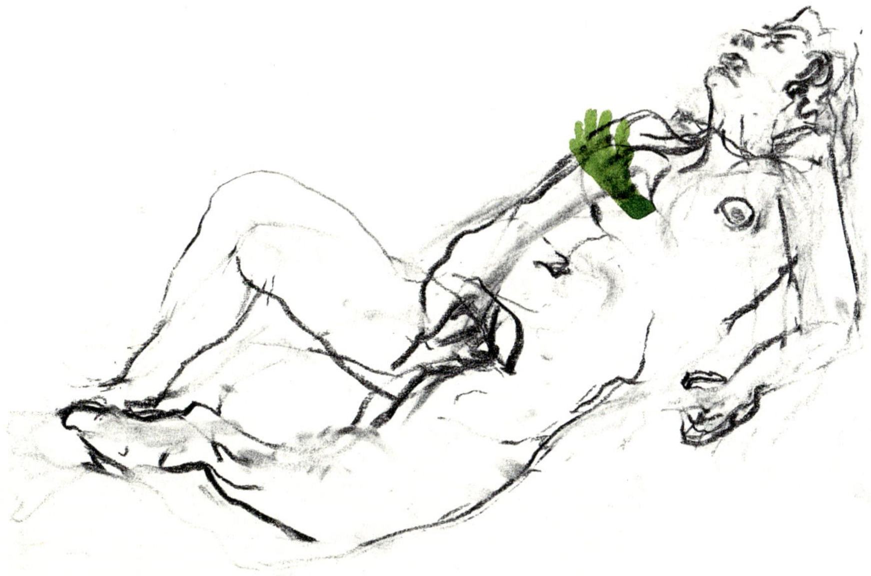

John Berger
Nymphe, von vorne gesehen,
1995

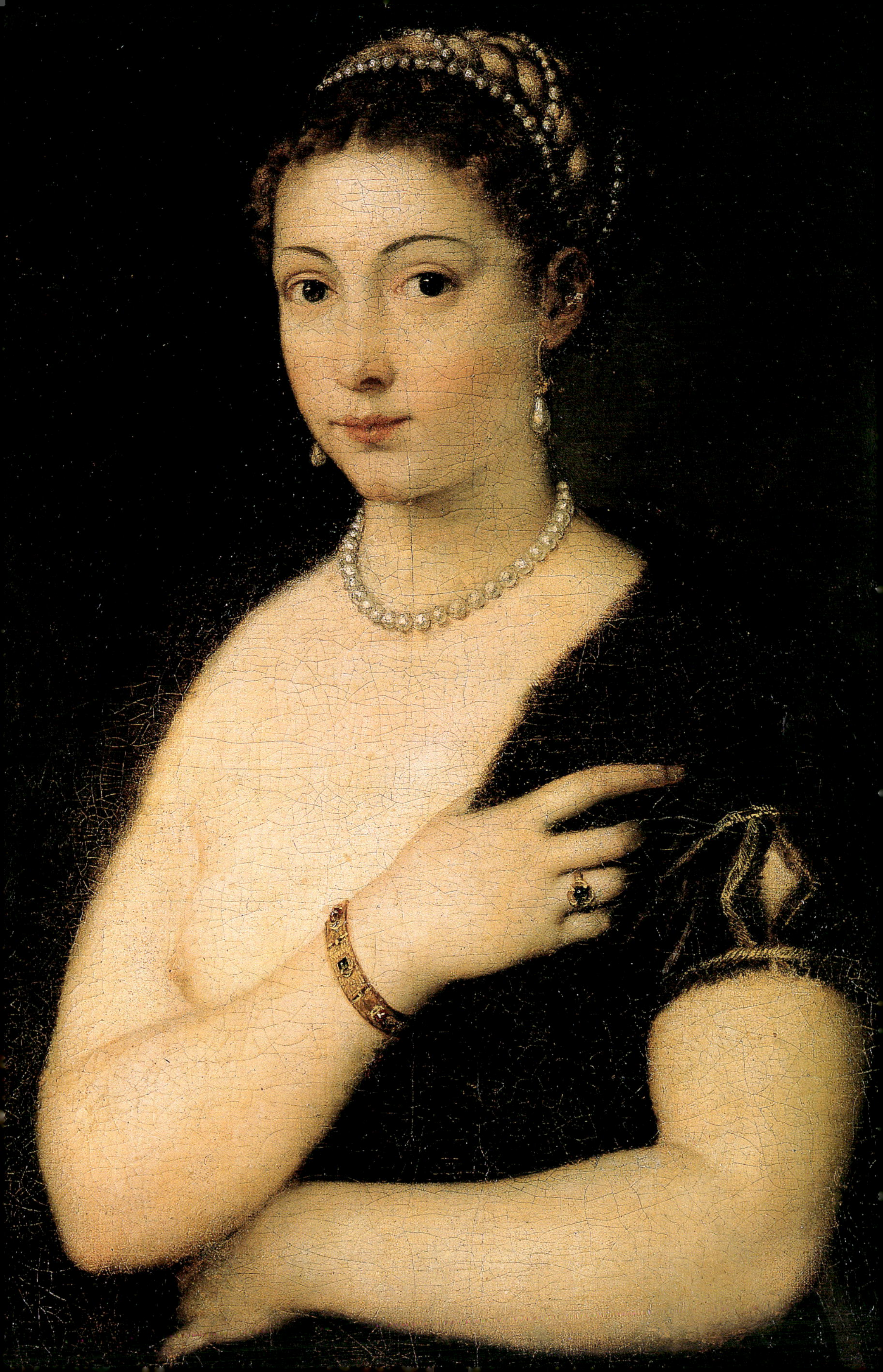

Ich schicke Dir zwei Postkarten mit Gemälden über Verführung. Die junge *Isabella d'Este.* Der alte Mann malte sie so, als das Modell schon sechzig Jahre alt war – er rekonstruierte ihr mädchenhaftes Äußeres in seiner Vorstellung und mit Hilfe anderer Porträts! Und das *Mädchen im Pelz*, das Bildnis einer venezianischen Kurtisane. Sie war eine seiner Favoritinnen zu jener Zeit. Als er sie malte, war er vermutlich schon siebenundvierzig Jahre alt.

Love, John

ATHEN

Lieber John,

Das *Bildnis der Isabella d'Este* scheint mir eher ein Blumenarrangement, eine Komposition aus Oberflächenreizen als das Porträt einer wirklichen Frau. Es ist Arcimboldo näher als Velázquez. Kommt das daher, daß dieses Porträt aus der Imagination statt nach einem Modell gemalt ist?

Merkwürdig nur, daß die Intention des Gemäldes weder metaphysisch ist (wie bei Arcimboldo), noch dekorativ. Auch hier will er uns dazu verführen, das Material zu berühren, mit der Hand hineinzufahren – wie der heilige Thomas in die Wunden des Herrn. Er will, daß wir sie als berührbar sehen. Das ist der Grund dafür, daß manche seiner Gestalten bekleidet der Nacktheit näher sind als die unbekleideten. Denn umso berührbarer man eine gemalte Gestalt empfindet, desto nackter ist sie.

Den Gipfel dieser Berührbarkeit erreicht Tizian, wo er nackte Haut mit Pelz kombiniert, wie auf der zweiten Postkarte, die Du mir geschickt hast. Das ist der Höhepunkt erotischer Bildlichkeit. Man ertrinkt darin.

Die Weiße der Haut gegen die Dunkelheit des Pelzes, das Haar vermählt mit den Perlen der Coiffure, der Busen, seine kaum wahrnehmbare Transparenz und Diskretion, die in Wirklichkeit nichts als einladend sein will, die

Mädchen im Pelz, um 1535, Detail

Augen, dunkler als Edelsteine und schließlich der Schlitz im Ärmel, dessen Öffnung, auf den ihr Finger zeigt, leuchtend und gekräuselt ist, kunstlos und zugleich von bewußtester Raffinesse. Hier ist alles – auch der Ring am Finger und der Reif um das füllige Handgelenk – eine Einladung zum Genuß.

Schmuck erinnert uns – ist es nicht so – an den Genuß, den wir entbehren müssen, wenn wir tot sind, und daran, daß jenes Schmuckstück und seine Edelsteine dann noch da sein werden! Schmuck tröstet unsere Körper über ihre Vergänglichkeit hinweg. Leg mich an, sagt das Schmuckstück, ich leihe dir etwas von meiner Unvergänglichkeit. (Wie sie die Hand in die Hüfte stemmt, ist gleichfalls eine Geste des Trostes – als ob sie sich sanft wiegte. Ich kann mich erinnern, daß ich genau dieselbe Bewegung machte nach einer Demütigung, einer Beleidigung.)

Schmuck funktioniert ein bißchen wie die Kunst des alten Mannes. Schmuck läßt das Fleisch fleischlicher werden, widersetzt sich der rohen Vollkommenheit des Natürlichen, spottet der Sterblichkeit und erreicht – leider nicht ganz – die Ewigkeit, aus der alles kommt und wohin alles zurückkehrt. Die Kunst und der Schmuck der Menschen sind eine Antwort auf die Arroganz Gottes, auf sein Vorrecht der Schöpfung, auf die Unerbittlichkeit, mit der er unser Geschick lenkt.

Love, K.

IM ZUG VON GENF NACH PARIS

Liebe Katya,

Könnte es sein, daß alles Fleisch weiblich ist – auch das männliche? Männlich wären dann nur die Phantasien, der Ehrgeiz, die Ideen, die Obsessionen. Könnte das Fleisch weiblich sein?

Love, John

Concert Champêtre, um 1510, Detail

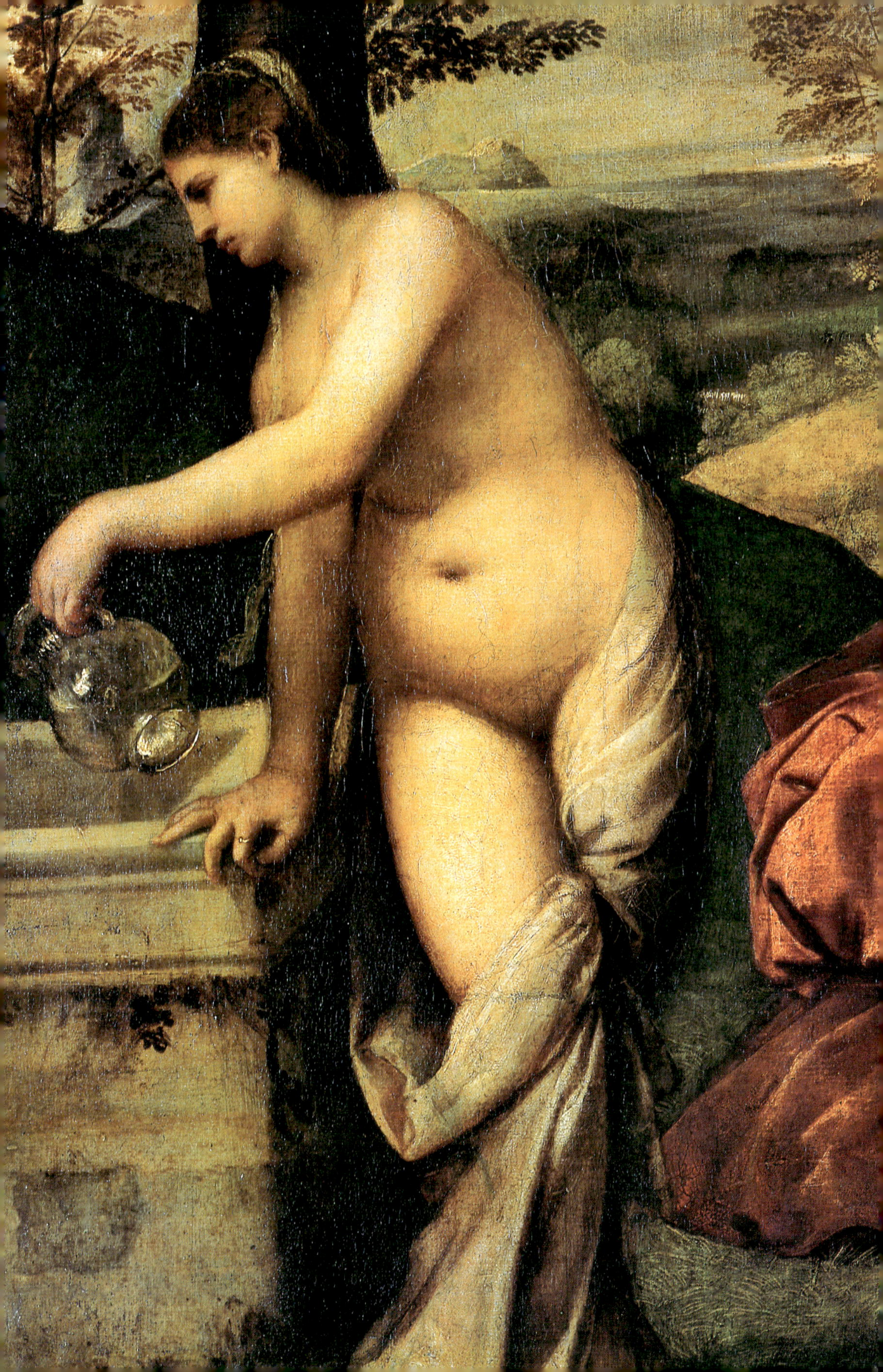

Lieber John,

Tizian, der Maler des Fleisches und der Eingeweide, ihrer Geräusche und Flüssigkeiten. Maler des Haares und des gezähmten Tieres im Menschen. Maler der Haut als der Pforte des Ein- und Ausgangs – vergleichbar der glänzenden Oberfläche des Wassers, zu der ein Taucher nach dem Sprung in die Tiefe des Körpers und dessen verborgene Organe zurückkehrt mit einem Wissen um die Geheimnisse der *Persönlichkeit.* (Schau Dir an, wieviel seine Porträts von Männern über deren inneres Leben verraten!)

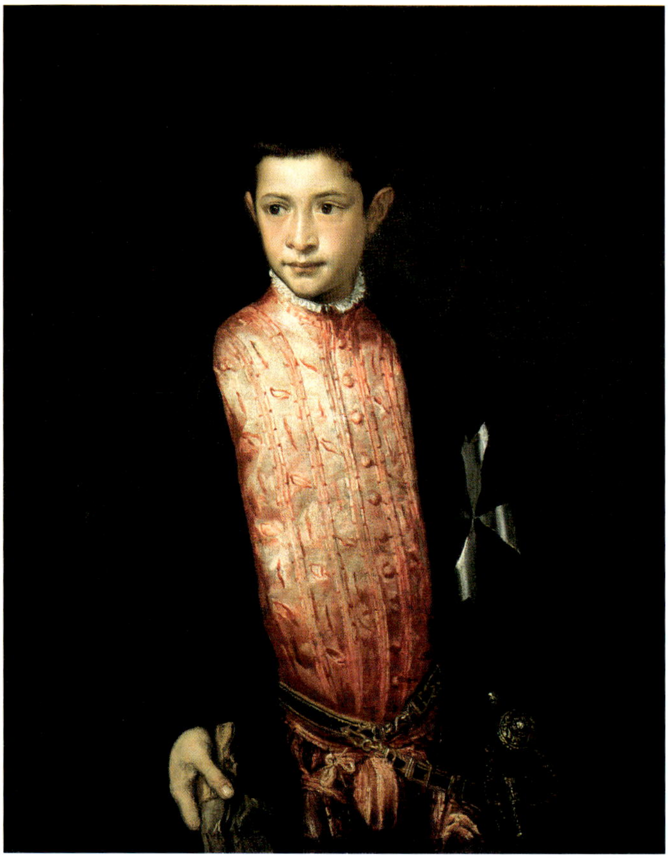

Bildnis des Ranuccio Farnese, um 1542

Rechts:
Der Mann mit dem Handschuh, um 1523, Detail

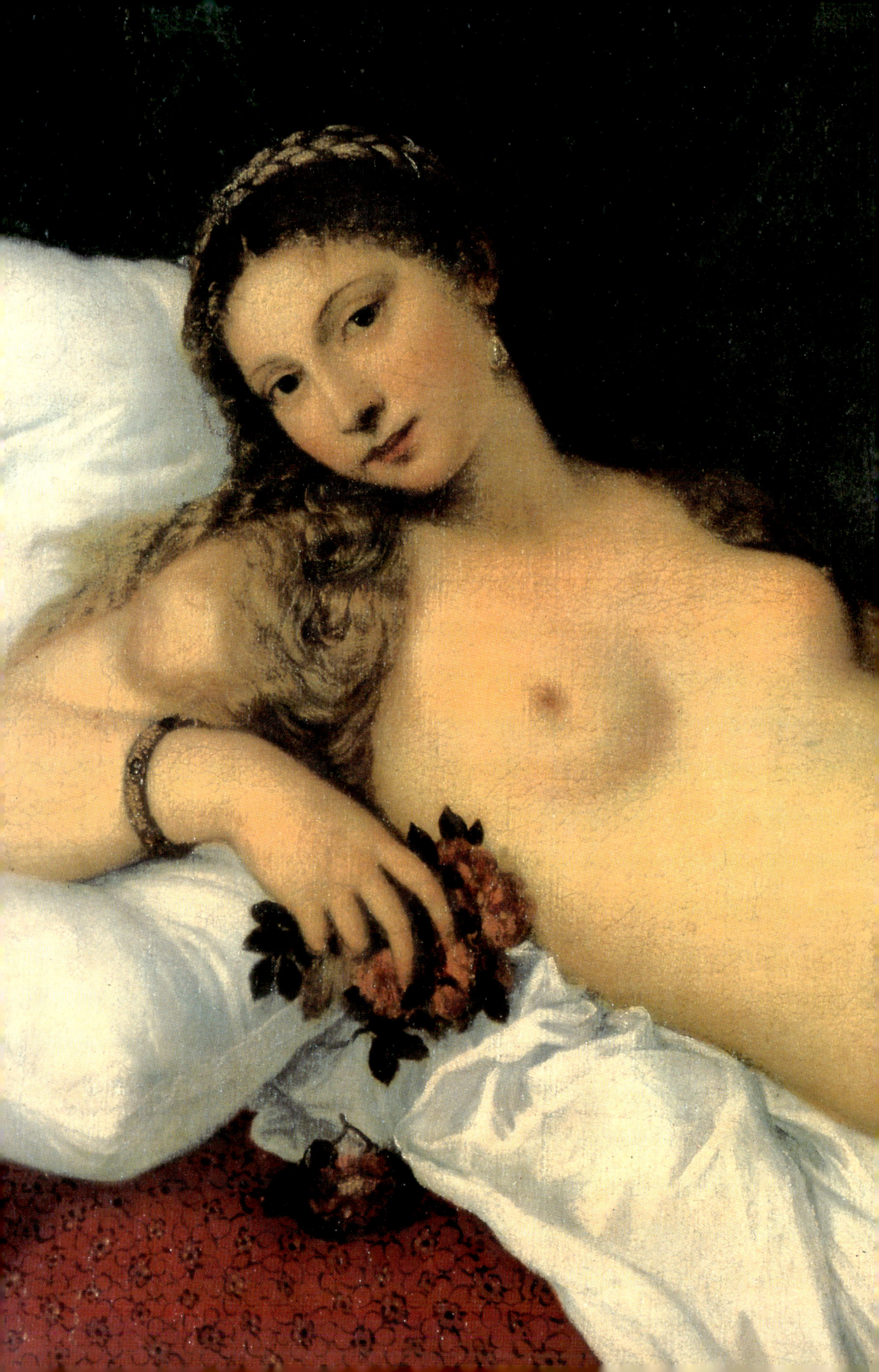

Aber ganz und gar nicht ist das Fleisch etwas nur Weibliches! Wenn Frauen durch die Jahrhunderte hindurch begehrenswert waren und man nicht genug davon bekommen kann, dann ist das zum Teil das Ergebnis jener kleinen Lüge, alt wie die Welt: daß alles Fleisch weiblich sei. Es ist eine Konvention, die Männern erlaubt, den Körper von Frauen als Ausdruck ihres Begehrens zu benutzen, als Ausdruck ihrer Sehnsucht, sich fallenzulassen, sehnsuchtsvoll auf einem Bett zu liegen. Männer haben diesen Aspekt ihres Begehrens an Frauen *delegiert.* Der Körper der Frau ist nicht nur Gegenstand, sondern zugleich Vermittler der männlichen Begierde geworden. Oder eher der Begierde überhaupt, unabhängig von deren Geschlecht. Wo die Haut der Männer zart ist – ob Du das schon bemerkt hast? –, ist sie zarter als die weibliche.

Er war der Maler des Fleisches, das nicht einlädt, sondern befiehlt. »Nimm mich!«, »Trink mich!«, befiehlt es. Tizian hat sich für mich in einen alten Mann verwandelt, in einen Hund, aber er hat sich auch in Frauen verwandelt. Er ist seine Maria Magdalena gewesen, er *war* Aphrodite.

Und hier nähern wir uns, denke ich, einem Geheimnis seiner Macht: Er trug die Verkleidung all dessen, was er malte. Er versuchte, überall zu sein, sich mit Gott zu messen. Er wollte mit seiner Palette nicht weniger hervorbringen als das Leben, und er wollte über das Universum herrschen. Und seine Verzweiflung (der Zweifel, von dem Du gesprochen hast) bestand darin, daß er nicht, wie Pan, *alles* sein konnte. Er konnte nur bildlich schaffen, Verkleidungen annehmen. Seine Angst war, daß er nur ein Mensch war, nicht auch ein Gott, nicht auch eine Frau, nicht auch ein Wald, ein Nebel, ein Erdklumpen. Er konnte nur ein Mensch sein!

Danaës Busen, voller Poesie und unerreichbar, offenbart alle Triumphe und alle Grenzen bildlicher Schöpfung, wenn man sie mit der Schöpfung Gottes vergleicht.

Love, Katya

Venus von Urbino, um 1538, Detail

Katya,

Erinnerst Du Dich daran, daß ich Dir über *Die Polin* erzählte? Sie heißt Bogena. Sie kommt vom Land, aus Ostpolen. Sie kam nach Paris und arbeitete als Putzfrau – oft in Wohnungen reicher russischer Emigranten. Jetzt lebt sie mit Robert zusammen, einem Ingenieur, auch aus dem Osten Polens. Hier in Paris arbeitet er als Bauarbeiter. Schwarz. Sie wohnen in einer Einzimmerwohnung am Stadtrand: fünfter Stock – kein Aufzug. In der Wohnung, sie ist nicht größer als das Innere eines Wohnwagens, sind siebzig, achtzig Öllampen wie Ikonen über die Wände verteilt. Alle sind auf Flohmärkten gekauft, repariert, gereinigt, poliert und mit neuen Dochten versehen. Wenn er abends heimkommt, zündet Robert vier oder fünf von ihnen an und die beiden sitzen eine Weile und schauen ins Licht.

Vorgestern kamen Robert und Bogena hierher. Es war das russische Neujahrsfest. Sie brachten rote Kristallgläser als Geschenk mit. Und Würste und Wein. Während sie um den Tisch saßen und Russisch sprachen, versuchte ich, Bogena zu zeichnen. Nicht zum ersten Mal. Es gelingt mir nie, ihr Gesicht verändert sich dauernd, und ich kann mich vom Eindruck ihrer Schönheit nicht freimachen. Um gut zu zeichnen, muß man derlei vergessen.

Mitternacht war lang vorbei, als sie gingen. Während ich meine letzte Zeichnung machte, sagte Robert: »Das ist deine letzte Chance heute abend, zeichne sie, John. Zeichne sie wie ein Mann.«

Als sie weg waren, nahm ich die am wenigsten schlechte Zeichnung und begann, sie farbig zu überarbeiten – mit Acryl. Ich benutzte vier Farbtuben, Wasser und meine Finger. Plötzlich – wie sich eine Wetterfahne dreht, weil der Wind umgeschlagen hat – sah das Porträt nach etwas aus. Ihre »Ähnlichkeit« befand sich plötzlich in meinem Kopf –

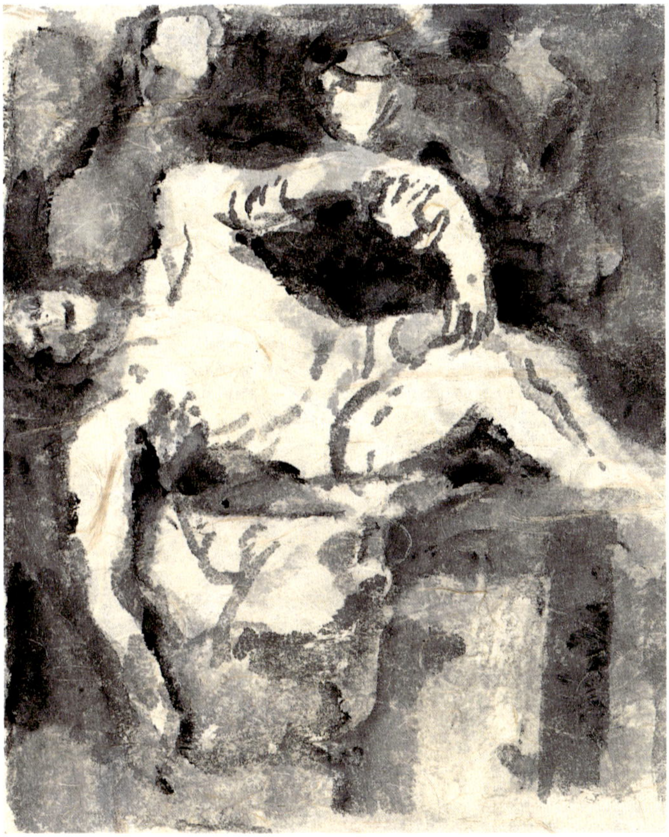

John Berger
Grablegung Christi, 1996

und ich mußte sie nur herausbringen, ich mußte sie nicht mehr suchen. Das Papier riß. An manchen Stellen trug ich die Farbe so dick auf wie Salbe. Ihr Gesicht neigte sich langsam ihrem eigenen Ebenbild, es lächelte ihm zu. Um vier Uhr nachts lächelte es auch mir zu.

Am nächsten Morgen sah das hinfällige Blatt, von Farbe schwer, noch immer gut aus. Im Tageslicht sah ich, daß noch einige Nuancen zu ändern waren. Nachts aufgetragene Farben sind oft zu gewaltsam – wie Schuhe, die man abtritt, ohne die Senkel zu lösen. Das Bild war jetzt fertig.

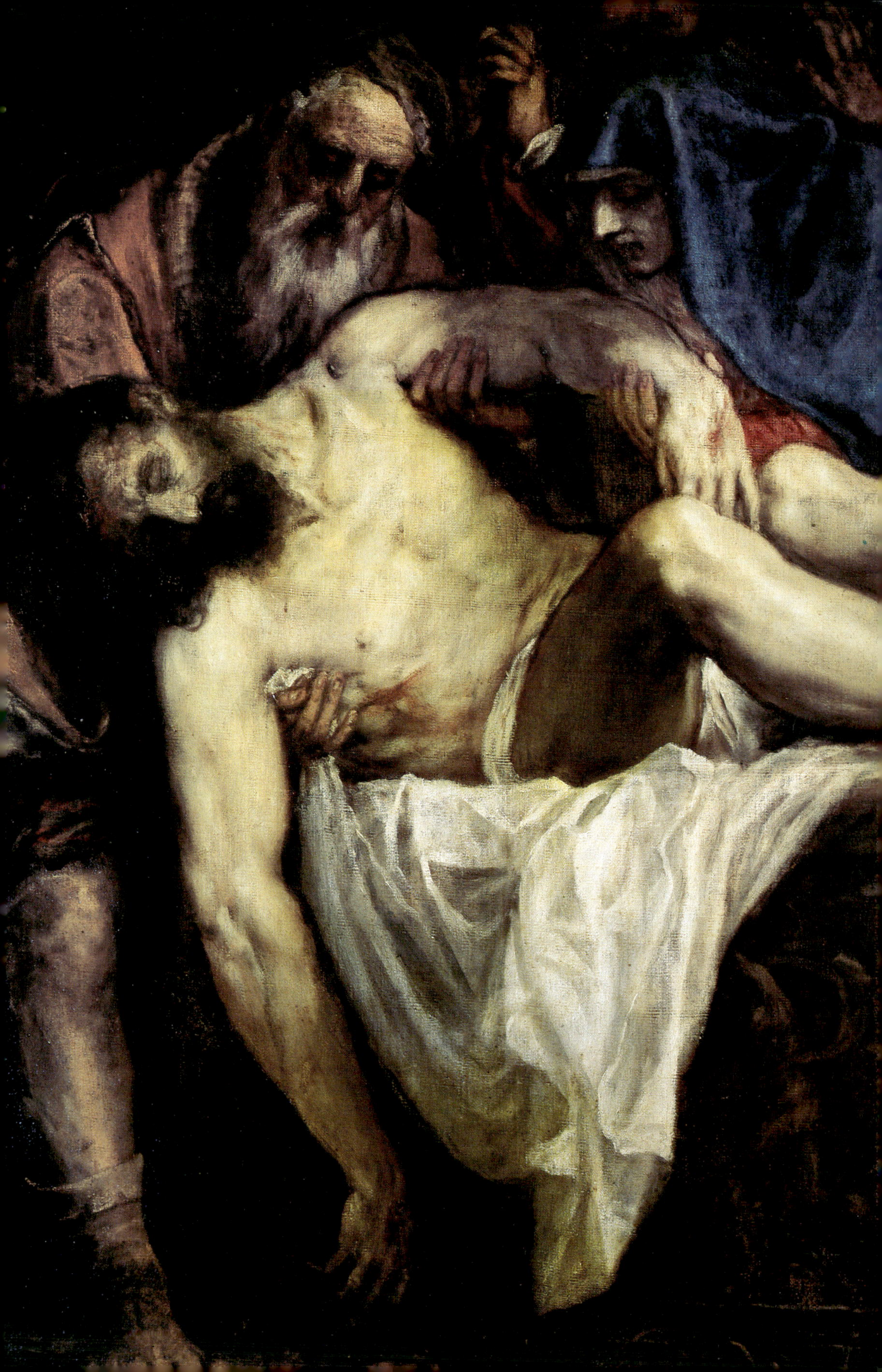

Während des Tages ging ich von Zeit zu Zeit und sah es an: Bogenas Gesicht hatte mir etwas von seinem Nachleben zum Geschenk gemacht.

Aber meine Zeichnung wäre eine große Zeichnung, wenn sie der Energie in Bogenas Gesicht noch näherkäme. *Näher* heißt hier nicht, daß es naturalistischer sein müßte oder getreuer. Die großen Werke, diejenigen, die uns unbegrenzt in ihrem Bann halten, sind dem, worauf es ihnen ankommt, auf dieselbe Weise *nah*. Die Hundebilder des alten Mannes, das farbige Glühen eines der großen, späten Gemälde Rothkos, ein pornographischer Holzschnitt Hokusais, alle sind sie gleich *nah* an ihrem Ziel. *So nah, wie man ihm kommen kann.*

Denn theoretisch könnte man dem Gegenstand noch näher kommen (immer noch gäbe es eine beträchtliche Entfernung), aber dann würde, dann könnte kein Bild mehr entstehen. Bei noch größerer Nähe könnte man sich nicht mehr vom Gegenstand trennen, nicht länger der Schwerkraft des »Modells« widerstehen, was auch immer dieses Modell sein könnte: ein kleiner Hund, ein durchscheinendes Licht oder der Liebesakt. Wenn man so nah ist, daß man den Gegenstand nur noch berührt, kann es Kunst nicht mehr geben. Und wenn man wirklich weit entfernt ist, hat, was man macht, keine Energie. Es entsteht nur ein rituelles Objekt, denn es hat gar keine Berührung stattgefunden.

Nach all dem, was ich hier über die Intimität gesagt habe, aus der Bilder entstehen können, nun zu Deinem Argument über die Berührung, über die der alte Mann alles wußte. In der *Grablegung* erzittert der Leib Christi ebenso aus seinem Inneren heraus, wie Du es von der *Danaë* beschrieben hast. Aber das Gemälde erweckt Erbarmen statt Begierde. Seltsam, beide Regungen bringen einen gleichartigen Wunsch nach Berührung hervor. Auch das wußte der alte Mann.

Grablegung Christi, um 1559, Detail

All my love, John

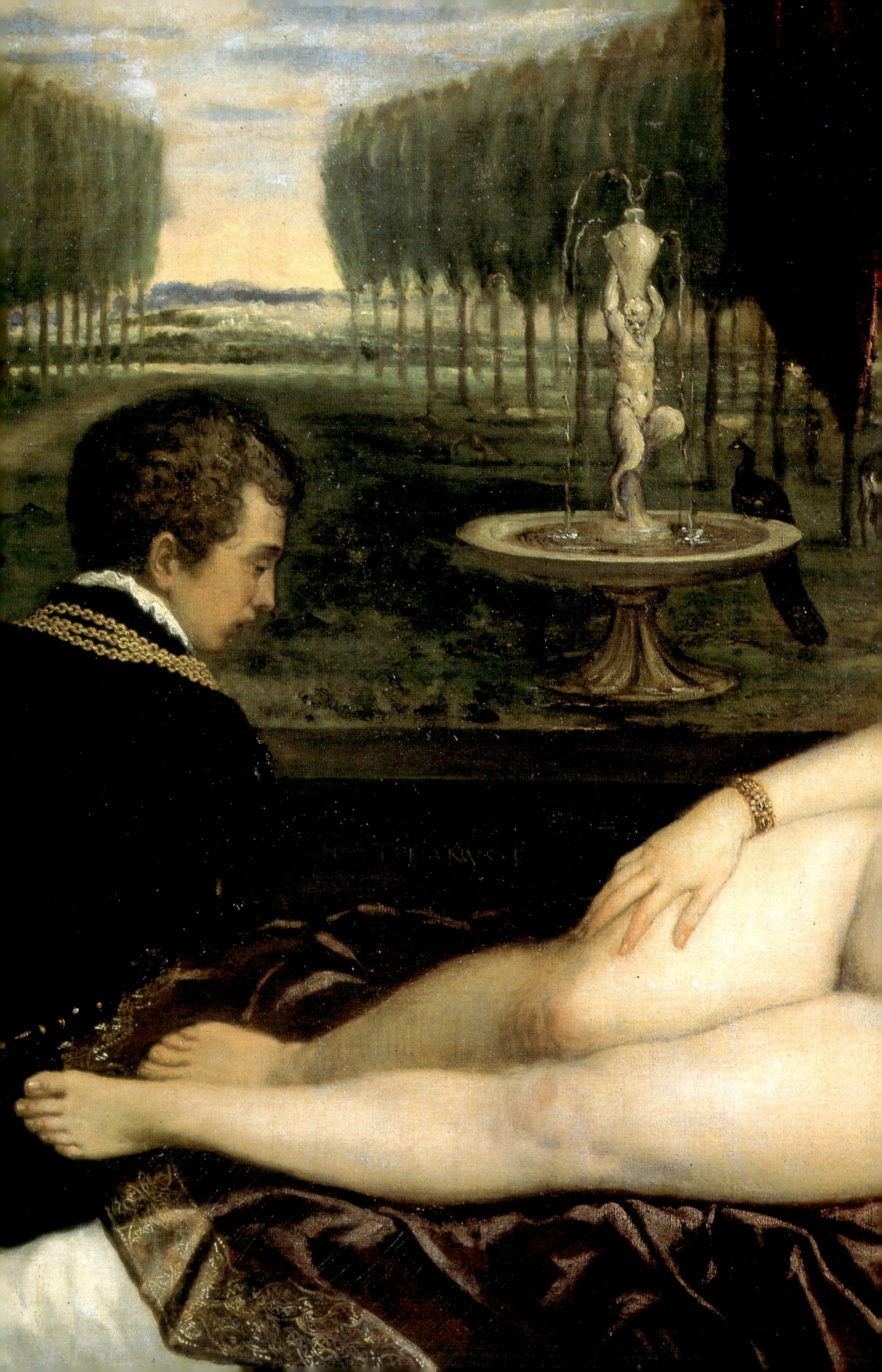

John,

was einen Körper verführerisch macht, womit eine geschriebene Seite einen in sich hineinzieht, bis man in ihr ertrinkt, was eine Leinwand leben, sich bewegen, sprechen und strahlen läßt – das ist die dem Körper, der Seite, der Leinwand je eigene Weise, untrennbar eins mit sich selbst zu sein, auf den Betrachter nicht das geringste zu geben. Bei sich selber zu sein, als gäbe es sonst nichts auf der Welt.

Diese Kraft zu verführen verdankt sich einem Standpunkt der Verachtung für den Betrachter, für alle Gesetze, Regeln und Bestimmungen. Jeder Betrachter ist vor der Macht solcher Selbstbezogenheit per definitionem ein Eindringling: jemand, der etwas in einem Zustand völliger Intimität mit sich selbst überrascht, in einem Zustand der Wahrheit und der Transparenz zugleich.

Ein Mann kann die Sensualität einer Frau – unabhängig davon, ob er sie körperlich liebt – deshalb genießen, weil ihre Gesten, ihre Intonation, ihre Gegenwart aus der Tiefe ihres Wesens hervorgehen, aus ihrer Kindheit vielleicht, daraus, was sie in ihren Träumen ist, daraus, wie sie sein mag, wenn sie allein ist und schläft. Der Mann ist glücklich, davon Zeuge gewesen zu sein. (Was ich hier über die Gefühle von Männern sage, wird für Frauen genauso gelten, aber ich habe mich öfter gefragt, was den Mann glücklich macht, der neben mir liegt, so daß es mir manchmal scheint, ich kenne Männer besser als mich selbst.) Er hat etwas geschenkt bekommen, oder, sagen wir, es ist ihm gelungen, etwas aufzunehmen, das privat war, verborgen, jungfräulich. (Eine Frau ist nach der Liebe wie ein Baby, entweder eines, das zufrieden an der Brust nuckelt oder ein unzufriedenes, weinendes, dem die Brust entzogen worden ist.)

Jede Geste einer Frau ist die Summe all ihrer geheimen Gesten. Der Mann genießt in der Liebe, dieses Geheimnis zu teilen. Und die Frau? Es scheint mir, daß sie es genießt,

Venus mit dem Orgelspieler, um 1548, Detail

daß ihr Geheimnis entdeckt, daß etwas in ihr Verborgenes und Schlafendes aufgeweckt wird. Hier wahrscheinlich ist der Quellpunkt des Märchens von Schneewittchen, der schlafenden Schönen.

Viel mehr als der Mann gleicht sie der leeren Seite, die den Stift einlädt, der leeren Leinwand, die bemalt zu werden verlangt. Damit hängt es wahrscheinlich zusammen, daß ihr Körper in der Kunst so oft dargestellt worden ist. Nicht nur, weil die meisten Künstler Männer waren, sondern weil es in der Beziehung der Geschlechter einen grundlegenden Unterschied gibt: Die Frau ist untrennbar bei sich selbst, und der Mann betrachtet sie und genießt ihre Selbstbezüglichkeit.

In dieser Aussage liegt nichts Sexistisches oder Phallokratisches. Ich beschreibe nur ein Faktum, das in eine sehr alte kulturelle Tradition gehört.

Bilder von Rothko oder Tizian, aber auch von Courbet, besitzen diese Qualität. Sie sind so vollkommen sie selbst, daß sie die Tiefe ihres Daseins vollständig enthalten. Sie schließen jeden Bezug auf Herrschaft und Knechtschaft völlig aus. Unbekümmert um andere, existieren sie, ob es uns gibt oder nicht. Wir interessieren uns dafür, ihr Geheimnis, ihre innere Wahrheit zu entdecken, sie aber pfeifen auf unser Interesse; sie sind tyrannisch, treu nur sich selbst. Sie verdanken ihr Dasein nur sich selbst. Ihre Existenz ist tautologisch. Sie sind ein bißchen wie Gott. (Daher vielleicht auch die Fatalität der ›femmes fatales‹?)

Tizian ist der Gott hinter Gott. Seine Malerei hat, wie die Natur, ihre eigenen Gesetze, enthüllt oder verbirgt ihr eigenes unerschütterliches Geheimnis, sich selbst so treu, daß es keiner Rechtfertigung bedarf, keiner Erklärung, keiner Geschichte! Seine Malerei steht uns gegenüber, klar, geheimnisvoll, undurchdringlich wie ein Block unwiderleglicher Masse, eine reine Hervorbringung seiner selbst – in all seiner Tiefe.

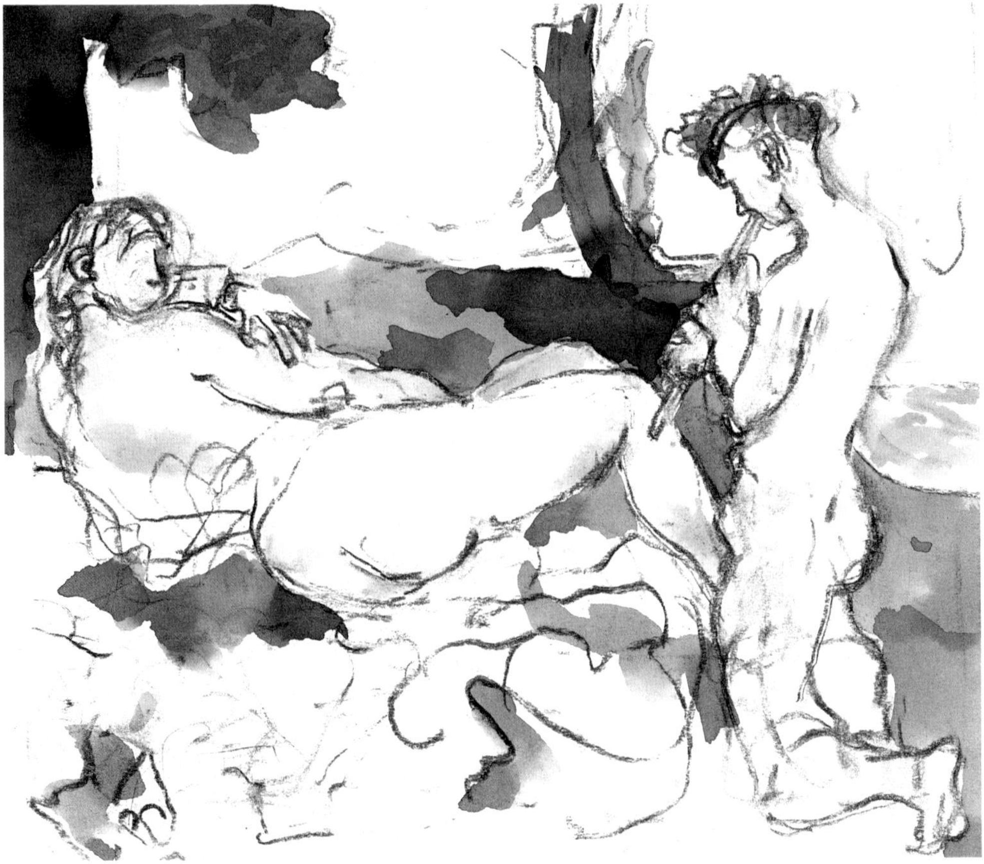

John Berger
Nymphe und Schäfer, ein paar Minuten später, 1996

Kannst Du damit etwas anfangen?

Ich glaube, die Wirkung eines Gemäldes beruht viel weniger auf irgendeiner Nähe zu einem Modell, zu dem, was sein Ziel und sein Vorbild ist, als auf einer Nähe zu einem Selbst, zu dessen Erinnerung, zu dessen Blick und zu dessen Wahrheit. Ein Maler bei der Arbeit gleicht einer strahlend leeren Leinwand, einer einladend leeren Seite, dem Strahlen weiblicher Schönheit. Er ist sich selbst treu. Er erlebt die Wirklichkeit ungefiltert, er kann sich an nichts halten als an seine eigene Wahrnehmung und seine fünf Sinne. Wenn er nichts zurückhält, wird sein Geheimnis auf die Leinwand übergehen, und dieses Geheimnis, in all seiner Nacktheit, ist es, was uns bestricken wird, wenn wir vor dem fertigen Bild stehen. Wenn ein Künstler seinem Innersten treu ist, dem, was wie Kohle in einem Schacht in ihm ruht, dann wird sein Werk eine Einladung aussprechen.

So sicher ich mir dessen bin: Ich predige keine magische oder okkulte Auffassung, nach der Künstler die Technik vernachlässigen könnten und jeder in Wirklichkeit ein potentieller Picasso ist. Solche Vorstellungen liegen mir fern. Was ich meine ist: Wir alle sind ganz einfach mit Sensibilität begabt, und eine Art innerer Transparenz würde uns alle begehrenswerter machen.

Dabei – und ganz sicher in Fragen der Kunst – ist es unabdingbar, daß man die Methoden und Techniken kennt. Die Kunst besteht darin, mit den erlernten Techniken zu spielen, so daß man wieder naiv wird. Man muß nicht nur lernen, sondern auch verlernen. Eine Katze fasziniert nur aufgrund ihrer natürlichen Grazie. Ein outrierter Schauspieler stößt einen mit all seinen Tricks nur ab.

Die Kunst zieht uns an, überwältigt uns mit Hilfe ihrer Meisterschaft – aber es ist das eine Meisterschaft, die sich in den Dienst von etwas gestellt hat, das geheim ist, wahr, jungfräulich, bisher noch nicht gesehen. Das geheime Zentrum der Kunst könnte man fast als Ergebnis einer Verletzung interpretieren. Die Kunst verletzt unwillkürlich, sie kann nicht anders. Sie durchlöchert das Papier – so wie Du Deine Zeichnung von Bogena.

Es gibt Menschen, denen es sogar gelingt, in dieser Weise zu leben. Sie lernen, sie geben das Gelernte wieder, sie nehmen den Rat anderer Menschen in Anspruch, und doch bleiben sie die ganze Zeit über in Fühlung mit ihrem innersten Wesen. Etwas Unbewußtes, Unsozialisiertes ist ihnen geblieben. Wenn sie zuhören, lauschen sie tief wie Brunnen; wenn sie sprechen, sprudeln sie wie Quellen. Ihre Bewegungen sind wie eine Stimme, die zu uns spricht,

Allegorie des Alfonso d'Avalos, um 1532, Detail

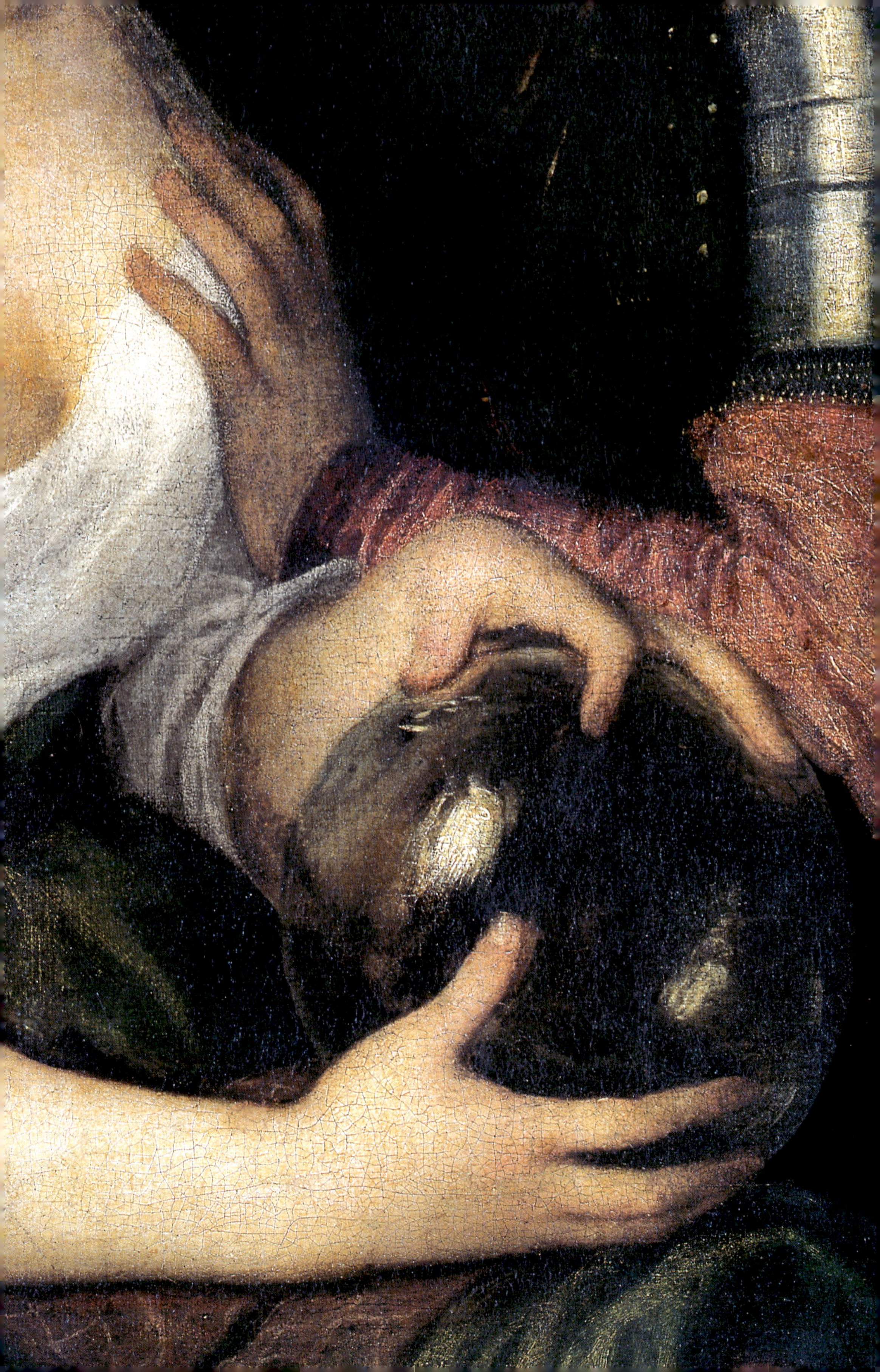

und wenn sie sich konzentrieren (beim Rasieren, wenn sie eine Schraube anziehen oder ein Gedicht abschreiben), ist dasselbe Geheimnis um sie wie um den Priester bei der Liturgie. Der alte Mann, den ich getroffen habe, war so. Du bist auch so (womit ich das Geheimnis unserer Korrespondenz verraten hätte).

Jede Form von Intimität läßt uns in uns selbst wiederfinden, was am tiefsten verborgen, am privatesten war; Intimität kann eine wundervolle, enge Beziehung zwischen zwei Menschen stiften. Intimität bedeutet einen Weg, auf seine innere Stimme zu hören, den Dialog zwischen dem Gesagten und dem, was ungesagt bleibt, zu belauschen. Die zweite Form der Intimität, die geteilte (manchmal erleben wir sie, und sie läßt uns innerlich aufjubeln), besteht aus zwei Vorgängen des Zuhörens, zwei Dialogen, die sich überschneiden und miteinander vermählen.

Die späten Gemälde Tizians sind sicher die Frucht der ersten Form von Intimität. Ich möchte Dir eine Aufgabe stellen: Zeig mir ein Gemälde, das aus der zweiten Form von Intimität erwachsen ist. Gibt es überhaupt eines?

Jedenfalls muß für Tizian, für den im Regen erscheinenden Gott, für den Prometheus, den Machtmenschen, die Intimität, die seine Kunst speiste, von der ersten Art gewesen sein. Mit Hilfe dieser Intimität gelang es ihm in wunderbarer Weise, mit seiner eigenen Wahrheit in Kontakt zu bleiben.

Aber was mir am wichtigsten ist: solche Intimität ist die ›conditio sine qua non‹ aller *Einladung* in der Kunst, zwischen den Körpern, wahrscheinlich auch zwischen den Seelen. Ohne die erste Form der Intimität, der Intimität mit sich selbst, ist keine andere möglich.

Love, Katya

Knabe mit Hunden, um 1570, Detail

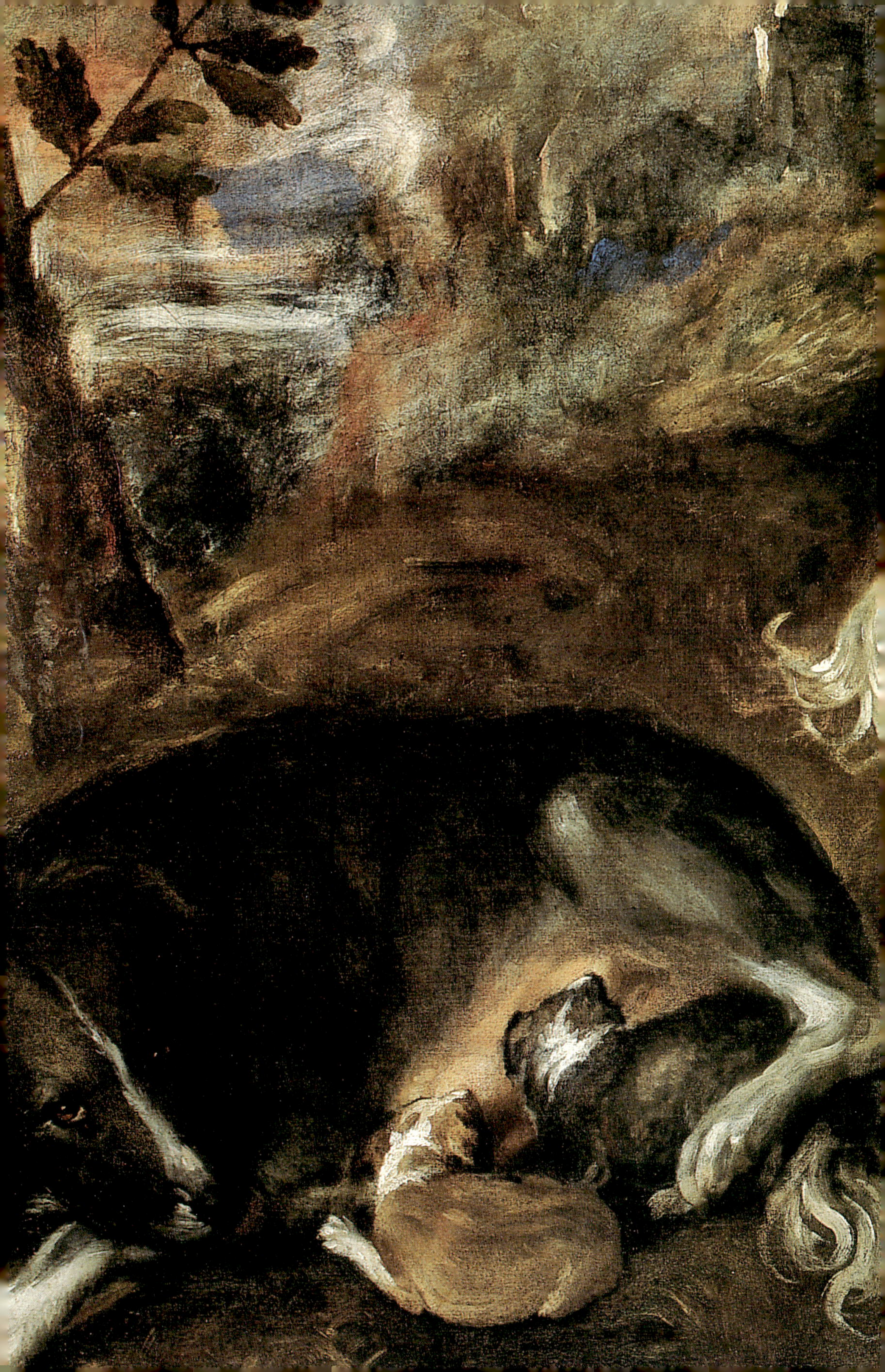

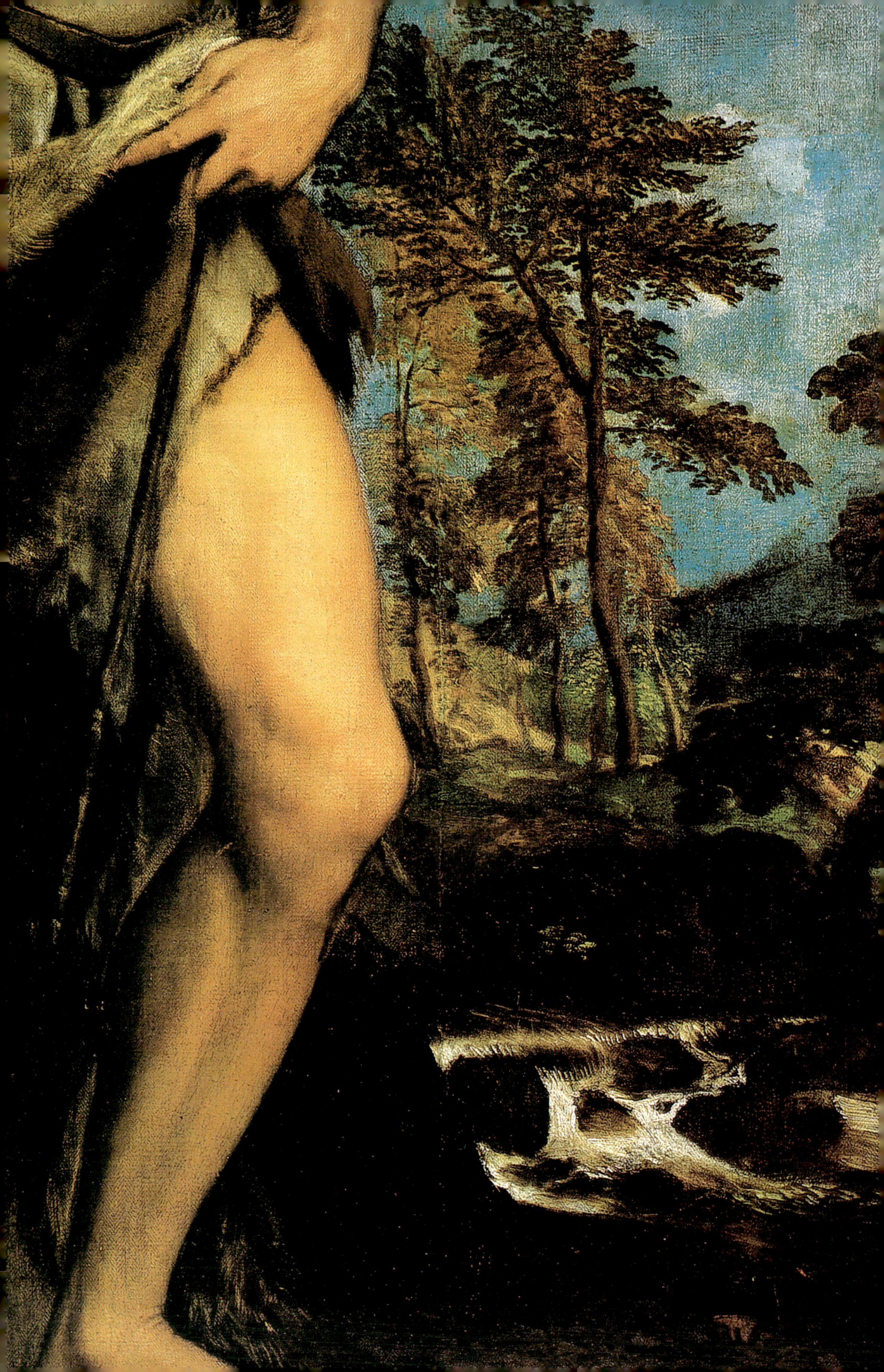

Liebe Katya,

Dein Brief endet mit der Aufforderung, Dir ein Gemälde zu nennen, das uns eine geteilte, eine doppelte Intimität sehen oder fühlen läßt – die Intimität des Malers und des Modells zugleich.

Es ist wahr, das gibt es selten. Aber es kommt vor. Rubens' Bild von seiner Frau Hélène mit dem über ihre Schulter drapierten Pelzmantel? Caravaggios junger Mann, der so provozierend als Cupido posiert? Einige der Bilder Picassos von Marie-Thérèse Walter? Diese Bilder enthalten sämtlich eine gemeinsame erotische Intimität. Der Akt körperlicher Liebe ist sehr nahe.

Interpretiert man Intimität in dem weiteren Sinn einer geteilten und gemeinsam erfahrenen Offenheit zweier Menschen (jedoch ohne einen erotischen Aspekt), dann könnte man einige Ikonen von Andrei Rubljow und eine ganze Anzahl der Porträts van Goghs nennen, in denen die Präsenz des Modells sich einläßt mit der besonderen Präsenz des Malers und seiner Vision und in denen beide so ganz sie selbst sind, daß sie fast nackt wirken.

Sinnlichkeit, schreibst Du, setzt eine körperliche Integrität voraus, eine Treue zum körperlichen Selbst und dies ist es, was uns anzieht – ob wir einen geliebten Menschen betrachten, ein Tier oder ein Bild. Die Anziehung beginnt mit der Überraschung, das Original zu Gesicht zu bekommen, so wie es war, bevor es die Welt sich zunutze gemacht hat. Und die Kunst der Anziehung besteht darin, sich dessen bewußt zu sein – und darin, zu bewahren, was Du so schön und treffend »eine reine Hervorbringung seiner selbst – in all seiner Tiefe« genannt hast. Deshalb ist Genie in gewisser Weise mit natürlicher Grazie zu vergleichen.

Und doch möchte ich über die Natur jenes Vertrags zwischen dem Maler und der Welt des Sichtbaren etwas Beunruhigendes anführen. Es ist ein Vertrag, der nicht in

Heiliger Johannes der Täufer, um 1545, Detail

der Form konkreter Klauseln aufgestellt worden ist und nur aus Intuitionen besteht. Das Sichtbare wartet darauf, gesehen zu werden. Es ist der erste Gefährte des Malers.

Der Impuls zu malen schreibt sich weder von der Beobachtung her noch aus jenem inneren Selbst, sondern aus einer Begegnung. Seine Energie ist vom Maler gespeist, aber auch vom Gegenstand – selbst wenn der Gegenstand ein Berg ist oder ein Regal, auf dem leere Flaschen stehen. Gerade diese Begegnung mit leblosen Gegenständen kann ich nicht erklären. Ich weiß nur, daß sie stattfindet. Und das ist beunruhigend.

Love, John

ATHEN

Lieber John,

Okay, Du hast recht. Es findet ein Rendezvous statt – in der Mitte zwischen dem Maler und seinem Gegenstand. Das Versprechen dieses Rendezvous beruht auf einem Abkommen zwischen den beiden. Das Geheimnis entsteht aus der Entriegelung offener Türen, dem Öffnen der Schleusen und aus einer Befruchtung, die dadurch möglich wird. Ich bestehe freilich darauf, daß der Betrachter und zugleich das, der oder die Betrachtete sich in einem Zustand der Harmonie, der Grazie, ja der Gnade befinden müssen, damit sich jene Türen und Schleusen öffnen können.

Gestern bin ich wieder zur Arbeit gegangen. Der gleiche Bus, Nummer 222 oder 235, der gleiche Dreck, die gleiche abgestandene Luft, die gleiche gutmütige Ruppigkeit, der kriegerische Geist dieser Stadt, die keiner anderen ähnlich ist; der Eindruck, daß Menschen und Fahrzeuge einander stoßen und panisch übereinandersteigen wie Schafe, die man in einen Lastwagen lädt.

Im Büro das übliche Chaos. Ich unterhalte mich mit den Mädchen, die sich Sonnenbrände geholt haben und voller Geschichten und Anspielungen stecken. Und dann arbeite ich mäßig intensiv ein paar Stunden an einem geleasten Computer, bevor ich gehe, um Cloé von der Schule abzuholen.

Als ich das Gebäude verlasse, umfängt mich die Hitze des frühen September mit weißem, gleichmäßigen Licht, und mir kommt eine Idee, so wie ein Freund, der sich von hinten anschleicht, einem die Hände über die Augen legt und seinen Namen raten läßt: Es ist der Gedanke, daß diese Hitze, dieses Licht, das in Athen von Mai bis in den Juni hinein und von September bis Ende Oktober die Regel ist, den Unterschied zwischen innen und außen aufhebt.

Ein Unterschied, der natürlich für Gebäude und ihre Umgebung gilt; aber auch für menschliche Körper. Außen herrscht in Athen während dieser Monate dieselbe Temperatur wie in der abgeschiedenen Intimität eines Schlafzimmers oder in den Gängen und Tunneln der menschlichen Blutbahn. Es gibt keine Barrieren und Umgrenzungen mehr. Die Welt, die physische wie die psychische, besteht aus einem riesigen saumlosen Tuch – das jedoch drei Dimensionen hat, in denen man untertaucht. Ein Aquarium, in dem alles Fisch, Wasser und Verglasung zugleich ist.

Ich verfolge diesen Gedanken weiter, denn er scheint mir etwas damit zu tun zu haben, wie ich dieses Land sehe. Dieser Gedanke hat mir geholfen, meine Gefühle über die Menschen, das Land, das Klima und die Art, wie die Griechen denken, zu formulieren. Außen und Innen sind hier kommunizierende Einheiten. Das Selbst und das Andere sind eins. Es gibt jenen Fundamentalunterschied nicht. Alles befindet sind in einem Zustand der Ausgeglichenheit, des Zusammenhangs, der Solidarität und der Konsistenz. Das heißt nicht, daß alle Realitäten und Verhältnisse harmonisch und unbeschwert seien. Im Gegenteil. Aber alles ist begreifbar, nah, man kann es miteinander teilen, es sich vorstellen, alles ist Teil desselben Fließens. »Du verstehst mich, ich verstehe dich, du durchlebst dies heute, ich werde es morgen durchleben, du weißt, wie es ist, du schwitzt, ich auch, ich weiß schon, was du durchmachst...«

Die Erde, das Meer, der Himmel haben ihr Reich unter die Menschen aufgeteilt. Alte Männer gehen im Schlafanzug auf der schmutzigen Straße spazieren. Von einem Balkon wird die ganze Nachbarschaft allabendlich mit orientalischen Klängen beglückt. Derselbe Staub liegt überall. Jeder spricht mit jedem wie eine Mutter mit ihrem Kind. Bauchgrollen ist etwas Universales. Die Menschen *erkennen* einander, nicht weil irgendjemandem irgendein Respekt gezollt werden müßte, sondern aufgrund der geteilten Realität ihrer menschlichen Leiber.

Jeder Körper ist einer unter anderen, gleich und gleichberechtigt. Wenn einer vortritt, dann gewöhnlich, um das Kollektiv zu vertreten – so wie der Chorführer in der antiken Tragödie. Der Mangel an Höflichkeit und Zivilität, der Ausländer hier so schockiert, ist das direkte Erbe einer demokratischen Gesinnung, die in der Antike zuerst formuliert worden ist. Warum sich mit formalen Gesten und heuchlerischen Schmeicheleien aufhalten, wenn jeder über die Bedürfnisse, Gefühle und Gedanken des anderen sowieso Bescheid weiß: Alle sind Glieder derselben Kette, und jeder steckt potentiell in der Haut des anderen. Wer selbstsüchtig handelt, setzt das zugleich beim anderen voraus und versteht ihn.

Die Griechen beginnen damit, daß sie sich selbst prinzipiell kennen (nicht intellektuell kennen, wie die Franzosen, sondern aufgrund ihrer Lebenserfahrung). Und voll sokratischer Sprüche und Weisheiten wenden sie diese Selbsterkenntnis, dieses Wissen auch auf die anderen an. Sie wenden sich nach außen, weil sie sich mit ihrem Inneren in Einklang befinden.

Sie haben nicht das Bedürfnis, die Dinge schöner erscheinen zu lassen, als sie sind: höfliche Verbeugungen, ele-

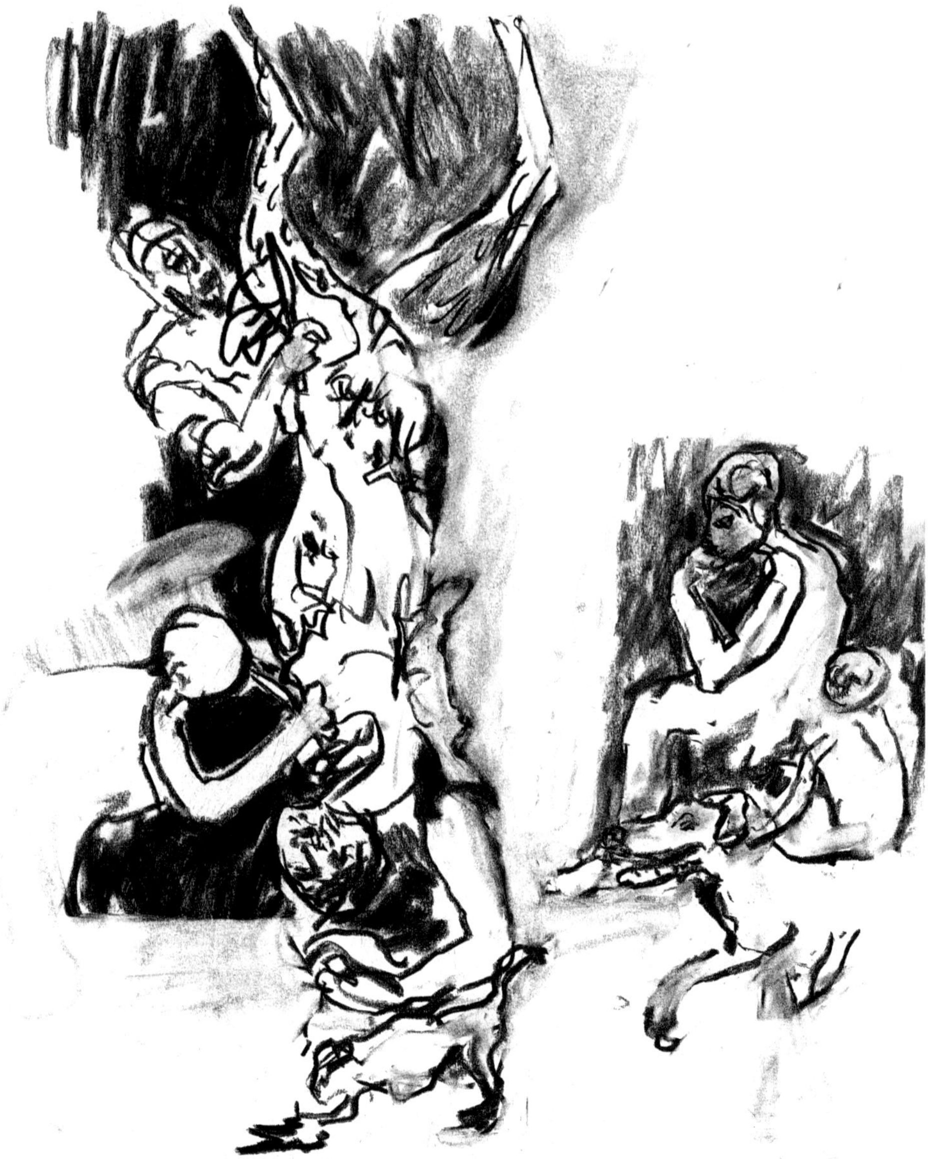

John Berger, *Das Innere und das Äußere*, 1996

gante Kleidung, jede Form des Sich-Herausputzens sind hier importiert worden: meist von der Kirche oder den jeweiligen Machthabern. Ansonsten bringt das Bewußtsein der Griechen um ihre Kollektivität einen einmaligen Minimalismus hervor, der sich in ihrer Architektur ausprägt, in ihren sozialen Beziehungen, ihrer Küche (die Metzger stellen einfach totes Fleisch aus) und in ihrer Alltagsphilosophie. Die Komplexität des Lebens ist einfach für sie. Alles ist in allem enthalten. Die Röhren kommunizieren.

Während ich diese Überlegungen anstelle, fährt der Bus 222 an einer großen Baustelle vorbei; hier entsteht die künftige Untergrundbahn. Ein riesiger Zementmixer: das Wort TITAN steht darauf. Sofort lese ich diese Buchstabenfolge als ein Zeichen (oder eine Aufforderung?) des alten Mannes. Er will mir etwas sagen. Dringend. Jetzt sofort. Was bedeutet dieses Zeichen, in dem das ›I‹ fehlt? Wie ist es zu lesen?

Die Schändung des Marsyas, die Bilder mit den Fellen und Pelzen, die Männer mit Hunden, die Magdalenen im Kleid ihrer eigenen Locken, nackt zwischen den Felsen, die Nymphen, die der Wald aufnimmt, die schlafenden Kurtisanen, bekleidet nur von ihrer Nacktheit, die Darstellung des Haars, jene subliminalen Muster auf der Leinwand, die den Rillenlinien auf einem Pfirsichkern gleichen – gehört das alles nicht zu derselben ›Homogenität‹?

Ich bin versucht, diese Homogenität als ›lateinisch‹ zu bezeichnen, denn die sie prägende Kommunikation zwischen innen und außen ist nicht nur ein Produkt des Klimas und der Geographie, sondern auch des klassisch-philosophischen Erbes: Sie stammt aus einer bestimmten Sicht des Kosmos, aus einer bestimmten Haltung, die Welt zu akzeptieren, wie sie ist, einer Einstellung, die verloren gegangen ist in Ländern, die der Tradition weniger verhaftet sind als Griechenland, offener für Abweichungen, für Schismen, für den Fortschritt.

Schließlich findet man in der Kunst des alten Mannes eine Offenheit, eine Vertrautheit und Vertraulichkeit, die als Konsequenz jener dauernden Wechselbewegung zwischen innen und außen lesbar ist und als eine Art Verachtung aller Grenzen. Grenzen werden als Häresie erlebt. Es ist, als akzeptierten Tizian und das Volk dieses Landes ihre Rolle als Sünder und bissen dennoch gierig in jede verbotene Frucht.

Sie bestehen darauf, daß die beiden Seiten jeder Grenze immerfort miteinander in Verbindung stehen. Sie weisen Trennungen und Distinktionen zurück. In dieser prometheischen Haltung ist etwas von Arroganz, von Trotz, sogar von Aggression. Sie nimmt die Vorrechte der Götter für sich in Anspruch, sie betastet die Dinge grob, sie mißachtet alle Hierarchien.

In derselben Weise ist der ewige alte Mann des Südens seinen Instinkten, seinen Sinnen so treu, daß er mit der Hand durch die Welt fährt, als gehöre sie ihm – als sei sie sein eigener Bart.

Dieselbe großartige Arroganz findest Du bei Majakowski, bei Fellini, bei Courbet, bei all denen, die das Universum verschlingen wollten, die kommunizierten, indem sie sich in Dinge einmischten, die sie nichts angingen und die ihre Geschenke machten, indem sie den Beschenkten überwältigten.

Wenn Tizian etwas ansah, erblickte er sich selbst. Wenn er malte, erschien er selbst auf der Leinwand. Wenn er Gold auf Danaë regnen läßt, überflutet er die Welt. Und seine Kunst beginnt – gegen alle rationalen Argumente – mit einer Äquivalenz zwischen dem Akt des Nehmens und dem der Vergeudung.

Seine Gemälde zu betrachten und seinen Triumph zu sehen, schenkt ein Gefühl der Erleichterung. So viel Freude, ein so großes Versprechen kosmischer Versöhnung ist in ihnen, daß sie uns fast alle Last von unseren Schultern

Folgende Doppelseite:
Danaë, 1553

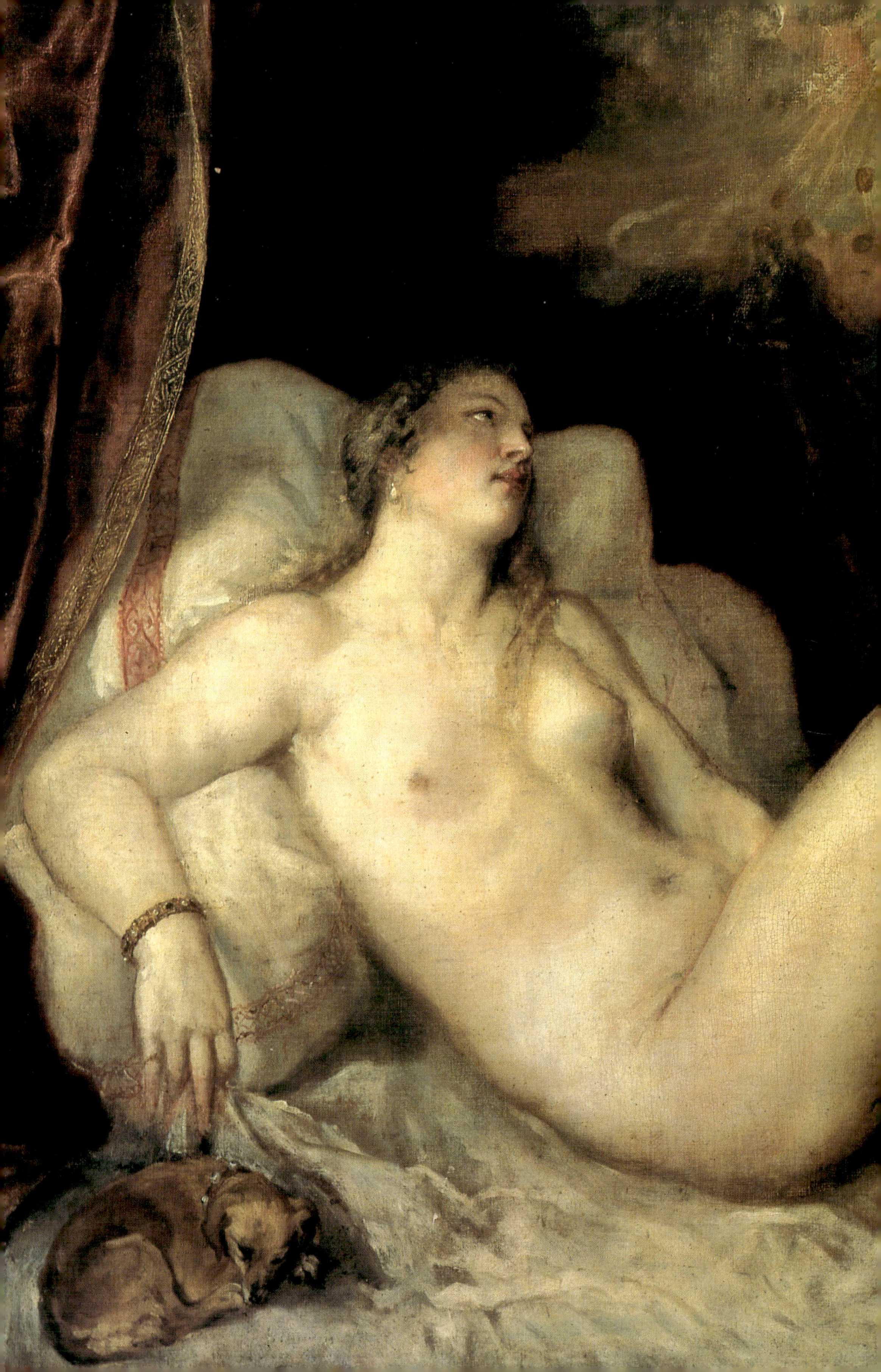

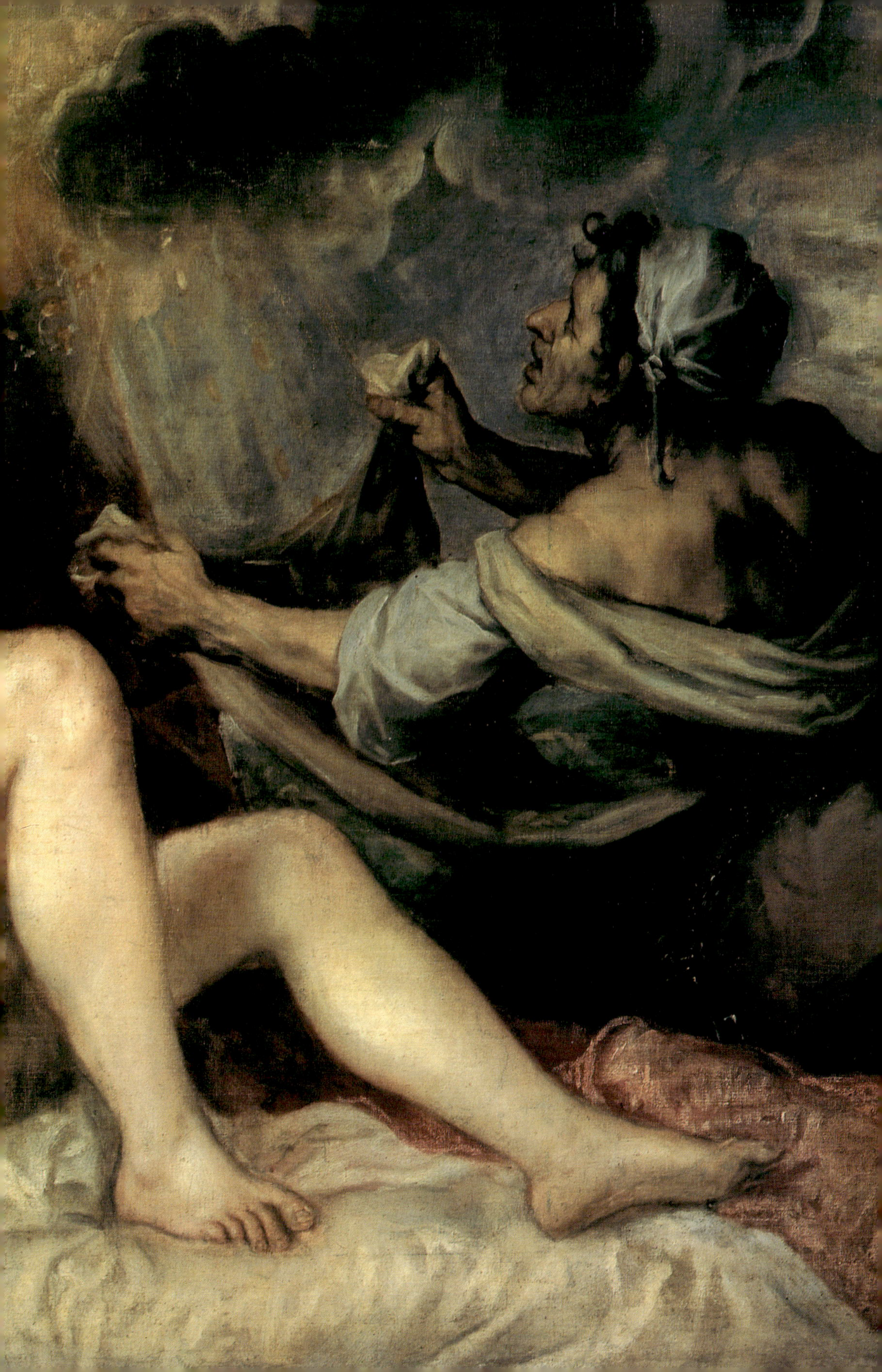

nehmen. Indem die Grenzen fallen, tragen sie uns davon und wir sind getröstet.

Könnte es sein, daß die Schönheit – im Gegensatz zu allem, was intellektuell stimuliert, auf Gegensätzen beruht, auf Alternativen, Paradoxa, Konventionen, die gebrochen und neu aufgerichtet werden, Schönheit im Gegensatz zu allem, was auf Kategorien fußt, die immer wieder neu definiert werden müssen, im Gegensatz zu allen Distinktionslinien, die gezogen werden, um die Dinge zu sondern –, könnte es sein, daß die Schönheit aus einer Ursuppe entsteht, die ohne alle Ordnung und Prioritätenfolge aufbricht, daß Schönheit den Arm um die Taille des Lebens geschlungen hat und nichts von der Steifheit kennt, die mit dem Klassifizieren der Dinge einhergeht?

Ganz wie unser Intellekt gern die Spuren und Bahnen des rationalen Denkens nachfährt, so bedürfen unsere Sinne und unsere Seele der Gemeinschaft, die damit beginnt, daß die Linien rationaler Unterscheidungen verwischt werden, damit, daß die Grenze zwischen innen und außen, zwischen Selbst und Welt, Erde und Meer, zwischen der Schöpfung eines Gottes und der eines einfachen Titanen aufgehoben wird.

Love, Katya

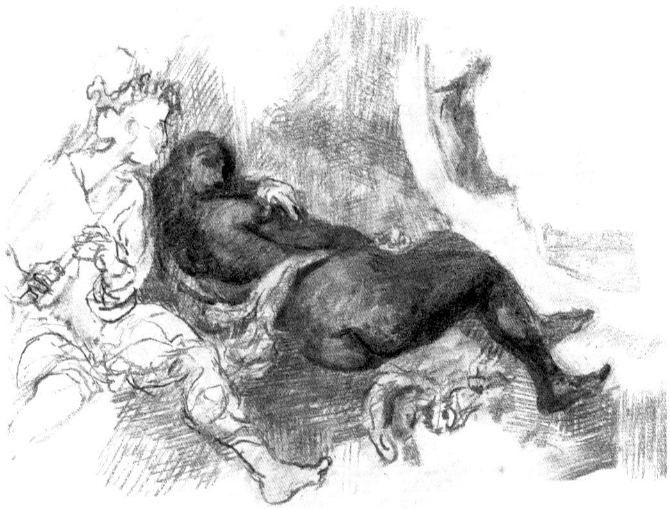

John Berger
Verschwimmende Linien, 1995

Katya,

ich schicke Dir eine Postkarte von der Insel Telos, sie ist im Jahr 327 vor Christus aufgegeben worden. Das Gedicht ist von Erinna, einer Dichterin, die mit siebzehn Jahren starb.

Diese Zeichnung
Stammt
Von kunstfertig feiner Hand.

(Prometheus,
Es gibt Menschen,
Deren Kunst
Deiner gleicht.)

Ja,
Er, der dies Mädchen
Gemacht hat –
Die Stimme nur hätte er hinzufügen müssen
Und hätte Agatharchis geschaffen.

Lebensstationen Tizians

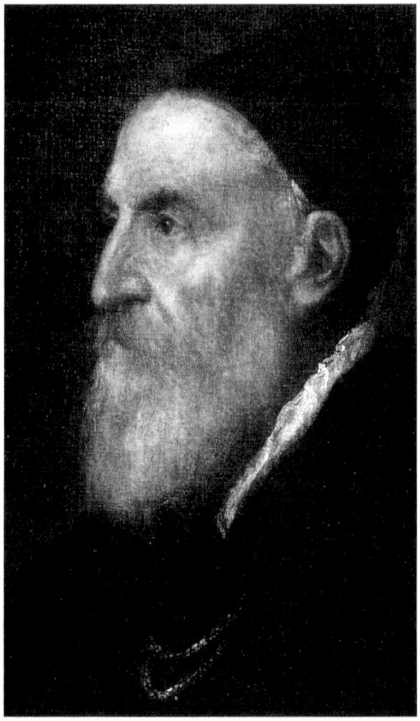

Selbstbildnis, um 1567, Detail

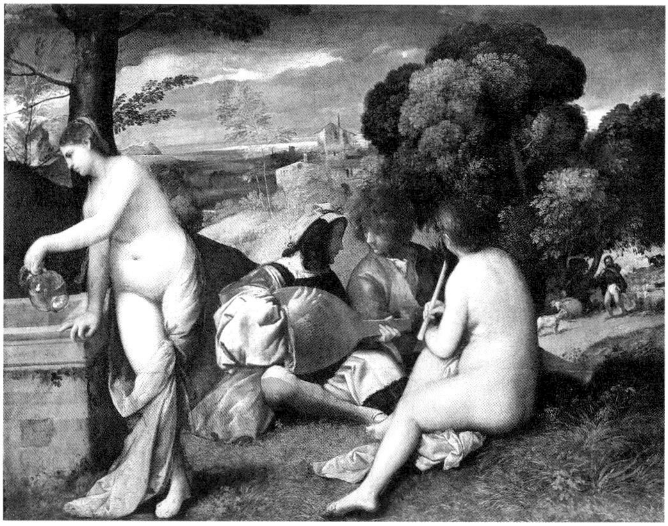

Concert Champêtre, um 1510

Tizian (eigentlich Tiziano Vecellio) wurde vermutlich um 1490 – im Gegensatz zu anderen Quellen, die von 1473 bzw. 1476 ausgehen – in Pieve di Cadore bei Venedig geboren. In jener Zeit erlebte Europa eine Reihe tiefgreifender gesellschaftlicher, philosophischer und politischer Umbrüche. Entdecker segelten auf der Suche nach Gold und Gewürzen auf den Atlantik hinaus und sollten wenig später, im Glauben den Seeweg nach Indien gefunden zu haben, die Neue Welt erforschen. In der Alten Welt hingegen rivalisierte Venedig mit dem osmanischen Reich um die Vorherrschaft im Mittelmeer. Aufgrund ihres florierenden Handels mit dem Orient hatte die Stadtrepublik immense Reichtümer angehäuft. Sie stand im Zenit ihrer Macht, und ihr Glanz spiegelte sich in den öffentlichen Gebäuden, Palästen und Wohnhäusern der reichen Kaufleute wider. Italien wurde das künstlerische Zentrum Europas und Venedig neben Rom, Florenz und Mailand eine der Kunstmetropolen. Aber trotz Reichtums und künstlerischer Blüte überschatteten die ständigen Kriege Venedigs und der ›Schwarze Tod‹, der die Stadt heimsuchte, Tizians Kindheit und Jugend.

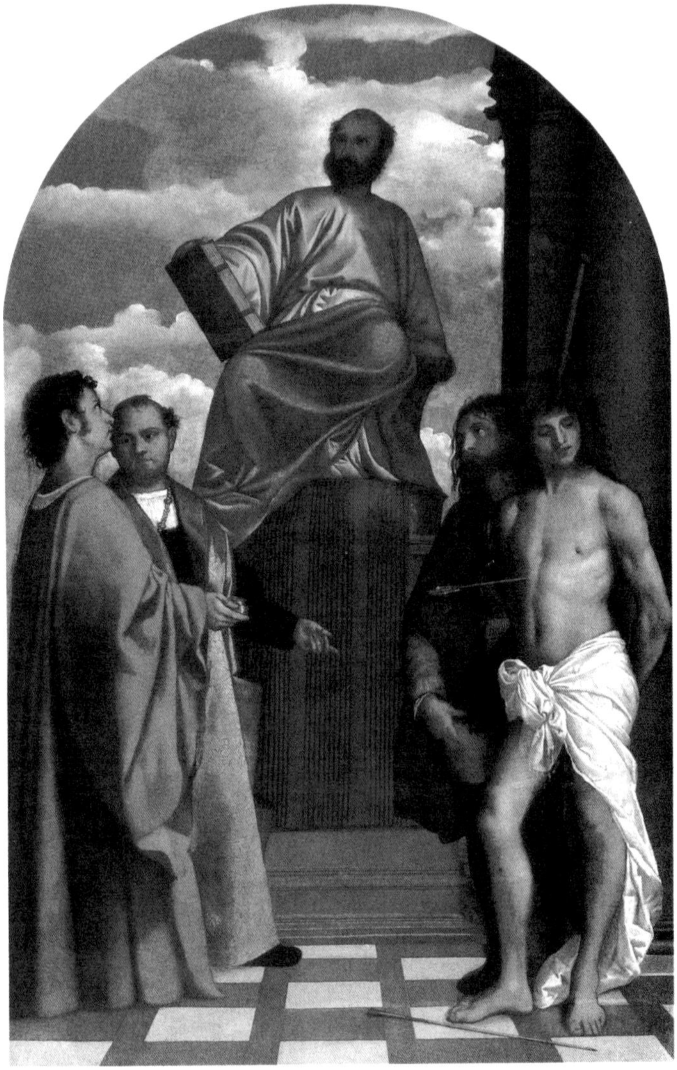

Der Heilige Markus mit den Heiligen Sebastian, Rochus, Cosmas und Damian, um 1510

Heiliger Sebastian, rechte Tafel des Averoldi-Altars, um 1520

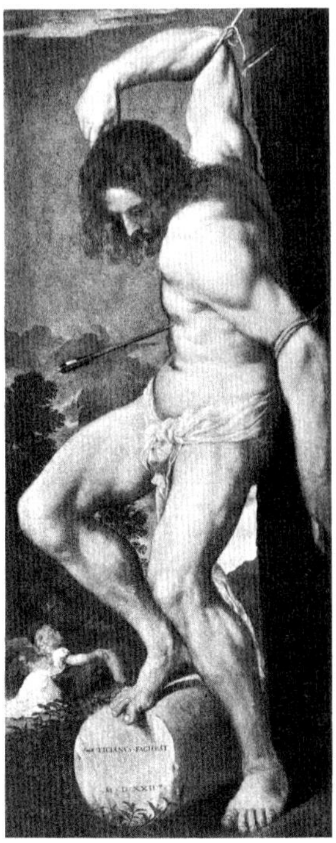

Zu den frühesten uns überlieferten Arbeiten in Tizians ungewöhnlich langer, enorm erfolgreicher Karriere als Künstler, Geschäftsmann und Diplomat gehören wohl die Fresken für die Fassade des Fondaco dei Tedeschi in Venedig. Gemeinsam mit Giorgione hatte er sie 1507 begonnen. Im Anschluß daran entstanden Fresken für die Scuola di Sant'Antonio in Padua (1510).

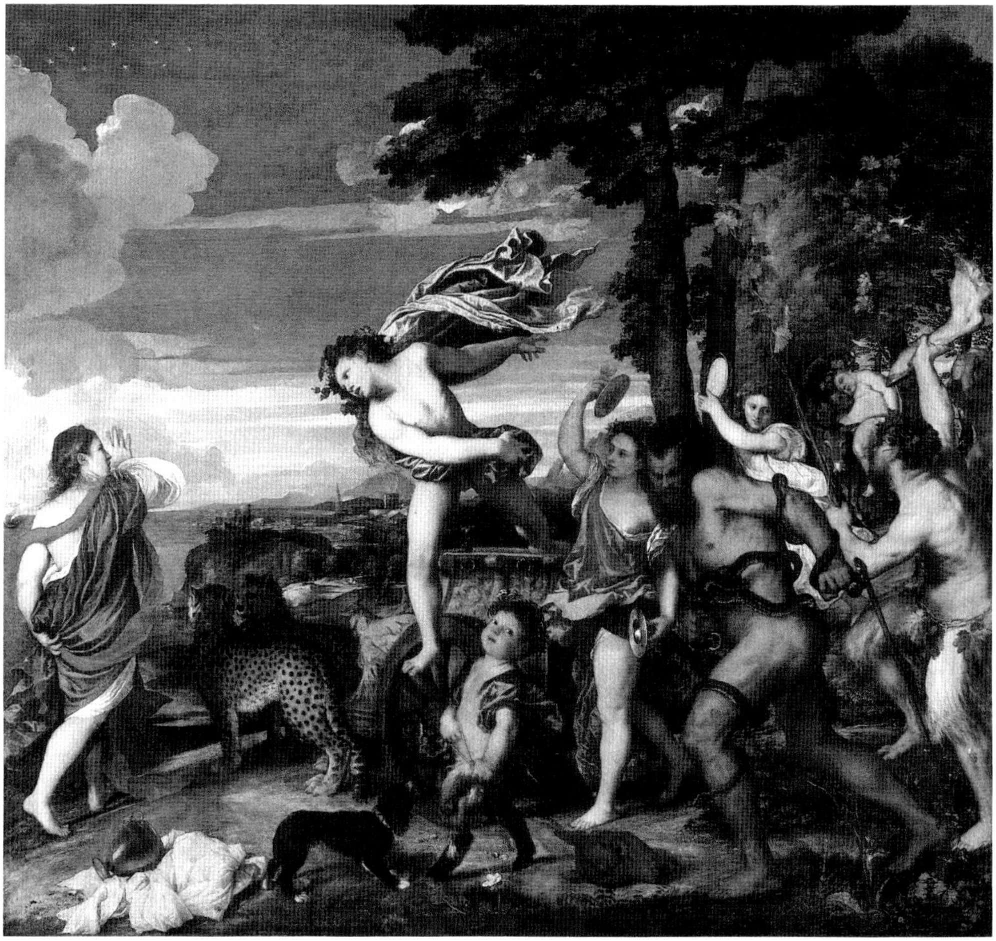

Bacchus und Ariadne, um 1522 – 23

Obwohl Tizian 1513 an den päpstlichen Hof nach Rom eingeladen wurde, entschied er sich dafür, in seiner Heimatstadt zu bleiben, wo er an der Ausgestaltung der Sala del Maggior Consiglio im Palazzo Ducale mitwirkte. Zum Lohn erhielt er eine sogenannte Sinekure, eine Pfründe, die ihm Steuerfreiheit und ein jährliches Einkommen zusicherte – eine Zuwendung, die vor ihm bereits Giovanni Bellini zuteil geworden war. Zwischenzeitlich wurde ihm diese jedoch wieder entzogen, nachdem er wegen ständiger Säumigkeiten den Unwillen seiner Auftraggeber erregt hatte.

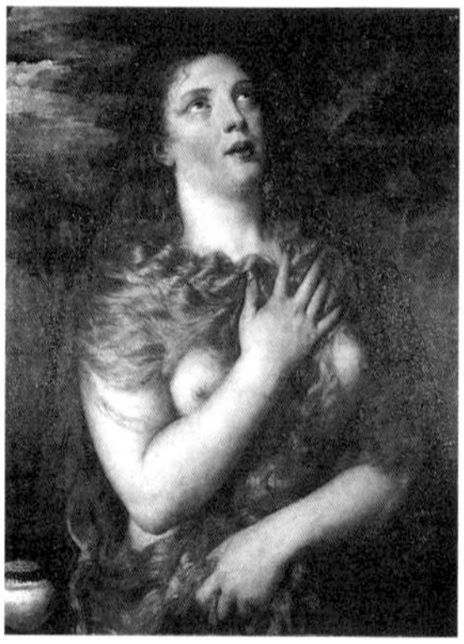

Heilige Maria Magdalena, um 1533

Tizian hielt sich zeitweise in Mantua, Vicenza, Urbino und Ferrara auf, wo er vor allem für die Gonzaga und Este umfangreiche Aufträge übernahm. Eines der aufwendigsten Projekte war die ›Camerino d'Alabastro‹ in Ferrara für Alfonso d'Este, an deren Ausgestaltung vor Tizian so namhafte Künstler wie Giovanni Bellini und Dosso Dossi mitgewirkt hatten.

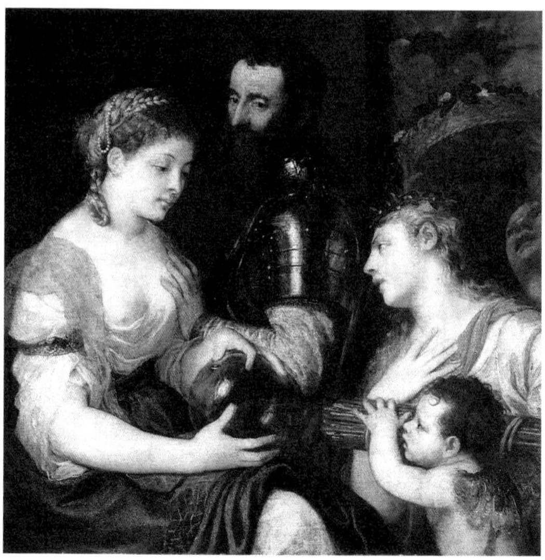

Allegorie des Alfonso d'Avalos, um 1532

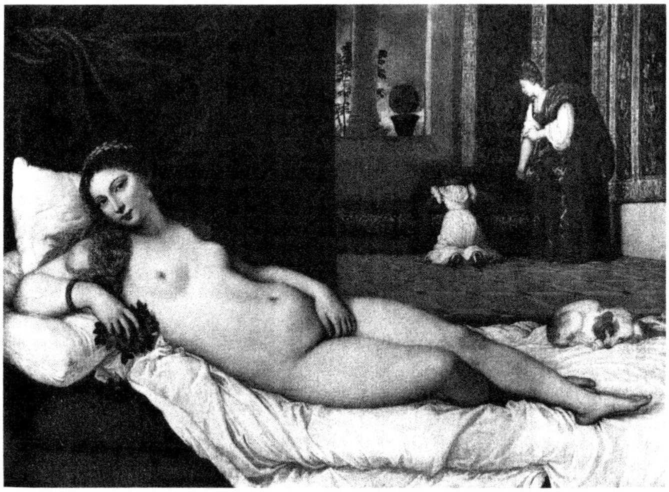

Venus von Urbino, um 1538

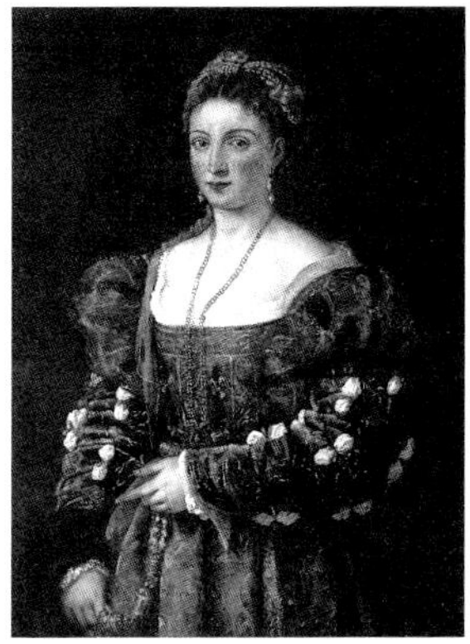

La Bella, um 1536

Zu den Höhepunkten seines Frühwerks gehören aber zweifellos die Altäre für die Frari-Kirche: *Christi Himmelfahrt* und die *Pesaro Madonna.*

Tizian heiratete 1525 Cecilia, die ihm bereits zwei Söhne, Pomponio und Orazio, geboren hatte. Sie sollte wenige Jahre später im Kindbett bei der Geburt der gemeinsamen Tochter Lavinia sterben. Wie die Quellen berichten, bezog er daraufhin ein Haus an der Lagune, das sich in der Nachbarschaft seines Freundes und Gönners Aretino befand. Dort lebte und arbeitete er bis zu seinem Tode.

1533 wurden dem Maler eine Reihe wichtiger Auszeichnungen zuteil: Karl v. verlieh ihm mehrere Titel, machte ihn zum Pfalzgrafen und schlug ihn zum Ritter des Goldenen Sporns. Obwohl ihn der Kaiser gerne am spanischen Hof gesehen hätte, blieb der Maler seiner Heimatstadt treu und kam seinen Verpflichtungen für den ›Rat der Zehn‹ nach.

Seine ausgezeichneten Beziehungen zu adligen und königlichen Auftraggebern sicherten ihm auch in der Folgezeit bedeutende Porträtaufträge. Tizian wurde zum Kollegen, Berater und Repräsentanten von Fürsten, Königen

Bildnis der Isabella d'Este, um 1534 – 36

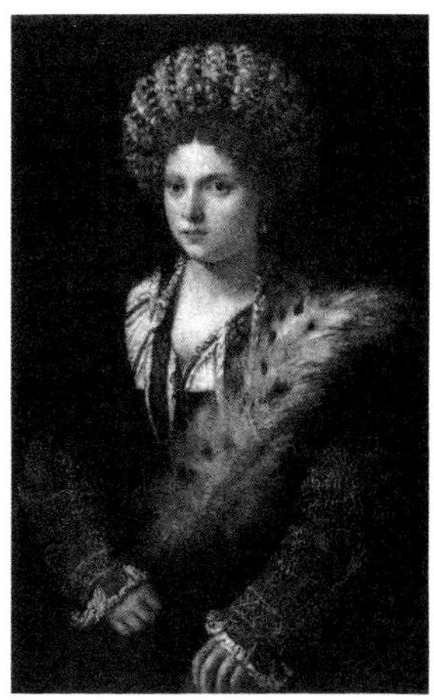

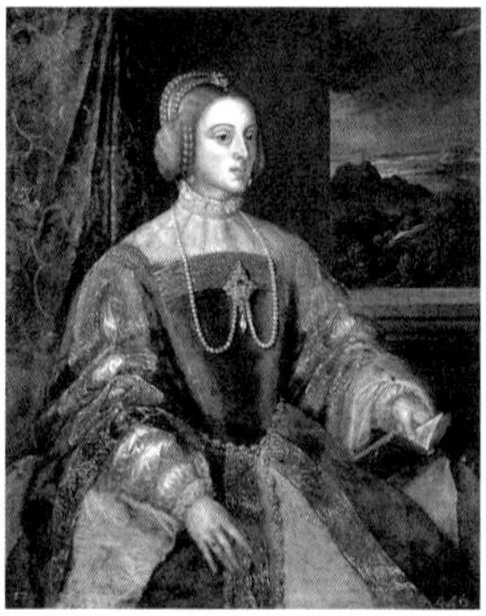

Kaiserin Isabella von Portugal, um 1548

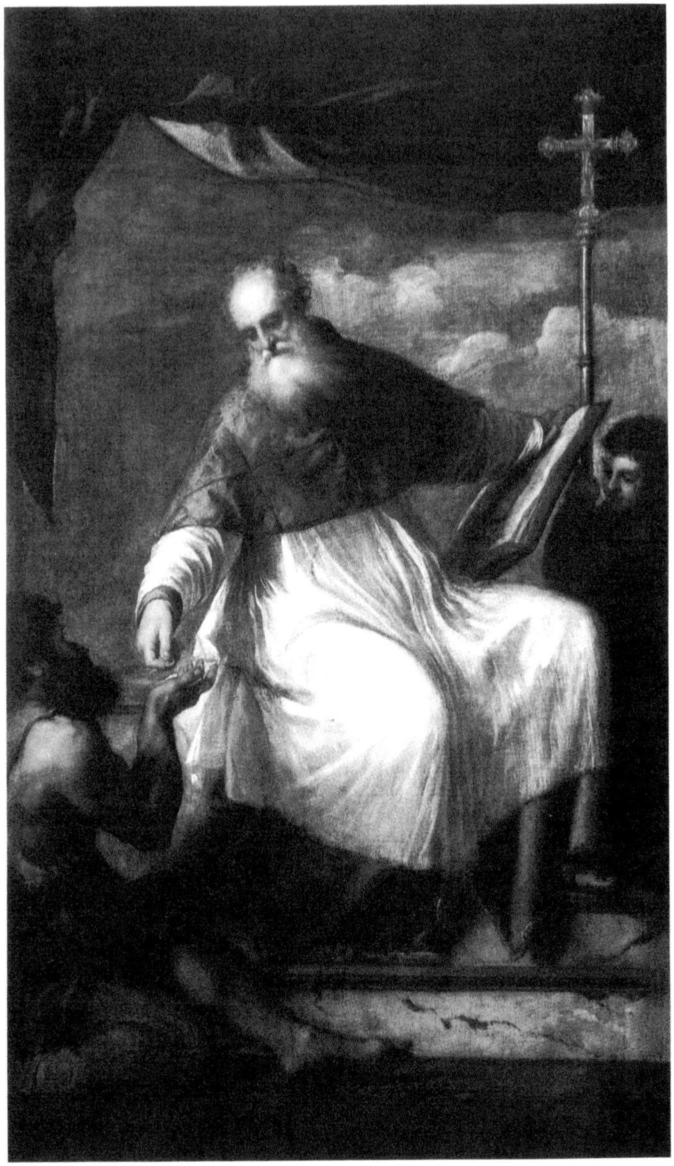

Heiliger Johannes Elemosinarius, um 1545

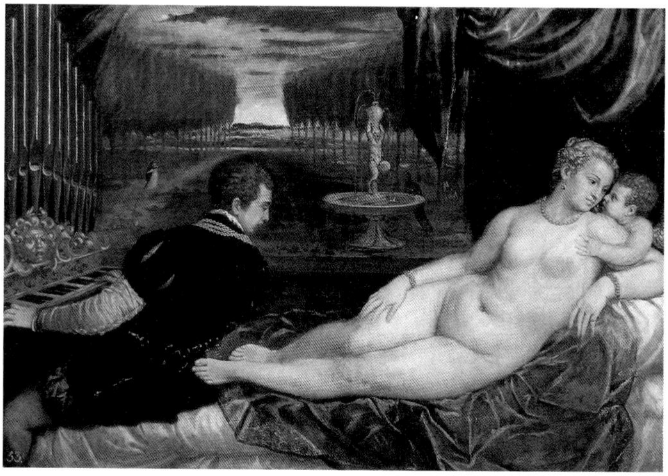

Venus mit dem Orgelspieler, um 1548

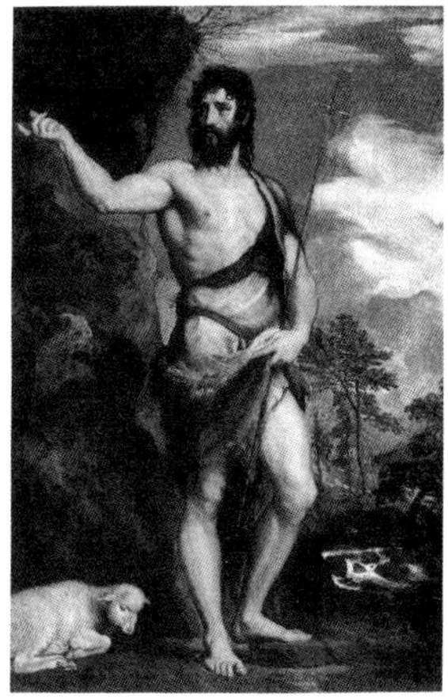

Heiliger Johannes der Täufer, um 1545

und Kaisern. So malte er unter anderen Karl v., Isabella und Alfonso d'Este, Ranuccio Farnese, Franz i. von Frankreich, den ottomanischen Sultan Suleyman, die Humanisten Pietro Bembo und Pietro Aretino.

Eines seiner poetischsten Werke, die *Venus von Urbino*, das sich heute in den Uffizien befindet, entstand 1538 im Auftrag Guidobaldo ii von Urbino. Danach folgten für das Kloster della Carità die *Darstellung Marias im Tempel* sowie für Santo Spirito in Isola Deckenfresken, für den flämischen Handelsherren Giovanni D'Anna ein *Ecce homo* und für den Kardinal Alessandro Farnese eine *Danaë*. Alle diese Werke illustrieren eindrucksvoll das breitgefächerte Spektrum von Auftraggebern und Interessen Tizians.

1545 führten ihn seine Verbindungen an den päpstlichen Hof nach Rom, wo er mehrere Aufträge für die Farnese ausführte und mit Michelangelo »lernend zwischen den wundervollen Antiken umherging«. Drei Jahre später holte ihn Karl v. nach Augsburg. Dort malte Tizian unter anderem drei weitere Porträts des Kaisers sowie für die ungarische Königin eine Folge von Gemälden mit dem Titel *Die Furien* und *Die Verdammten*. Nach Venedig zurückgekehrt,

Männliches Bildnis (Bildnis eines jungen Engländers), um 1545

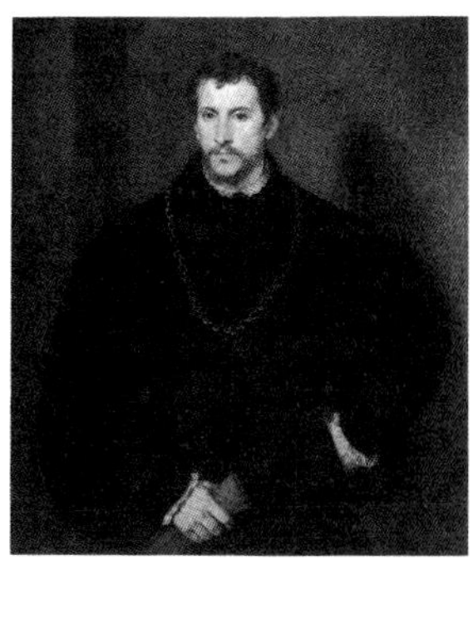

gewann er einen weiteren königlichen Förderer, Prinz Philipp, Sohn Karls v., der in den folgenden Jahren zu seinem wichtigsten Auftraggeber wurde. Unter anderem entstanden *Venus und Adonis*, eine weitere *Danaë* (heute im Prado), eine *Madonna mit Kind* (Alte Pinakothek, München) sowie ein *Heiliger Hieronymus* (Escorial, Nuevos Museos). Auf einige Werke mußte der Thronfolger Philipp II. lange warten: Der Maler brauchte für das *Martyrium des heiligen Laurentius*, das für das Kloster des Escorial bestimmt war, insgesamt über 13 Jahre. Doch wie aus mehreren Briefen an Philipp II. hervorgeht, mußte Tizian ebenso lange auf die Bezahlung seiner Aufträge warten.

1566 wurde Tizian zusammen mit Palladio, Tintoretto und anderen venezianischen Malern zum Mitglied der Accademia del Disegno in Florenz ernannt.

Im Spätwerk kontrastieren heitere, pastorale Szenen in arkadischen Landschaften wie *Nymphe und Schäfer* mit religiös-feierlichen Darstellungen, die in der *Dornenkrönung*

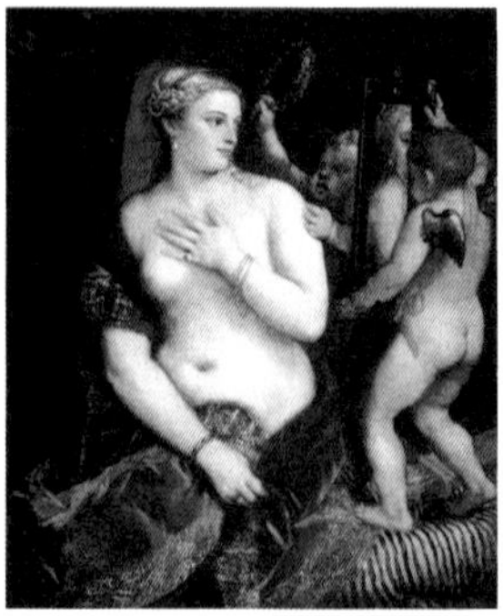

Venus mit dem Spiegel, um 1555

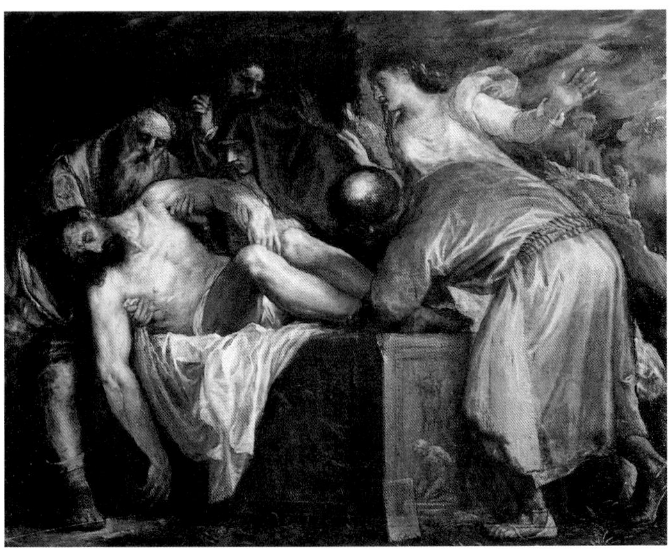

Grablegung Christi, um 1559

Knabe mit Hunden, um 1570

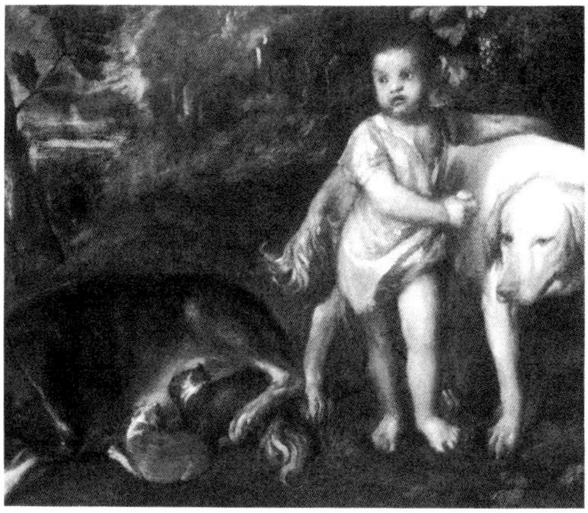

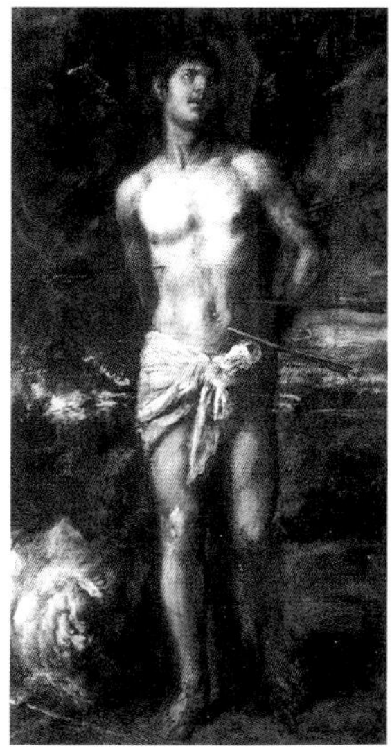

Heiliger Sebastian, um 1570

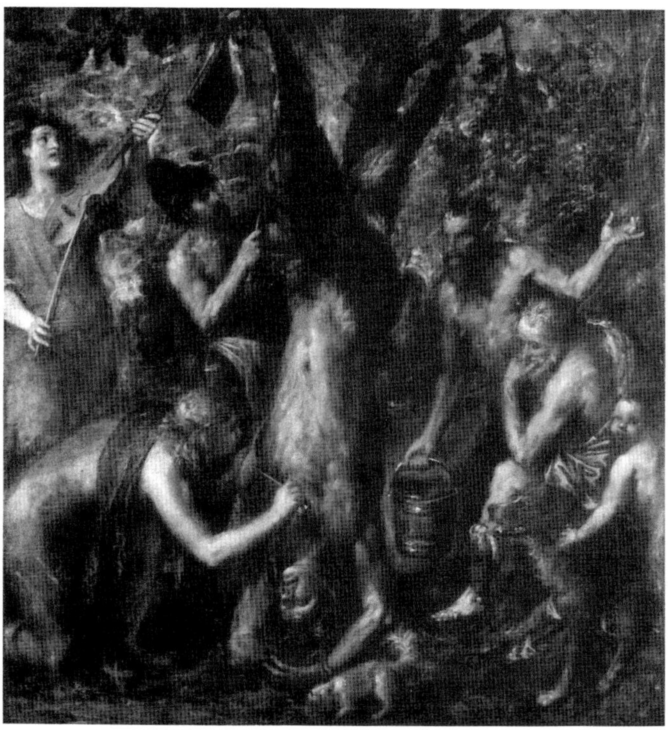

Schindung des Marsyas, um 1570–76

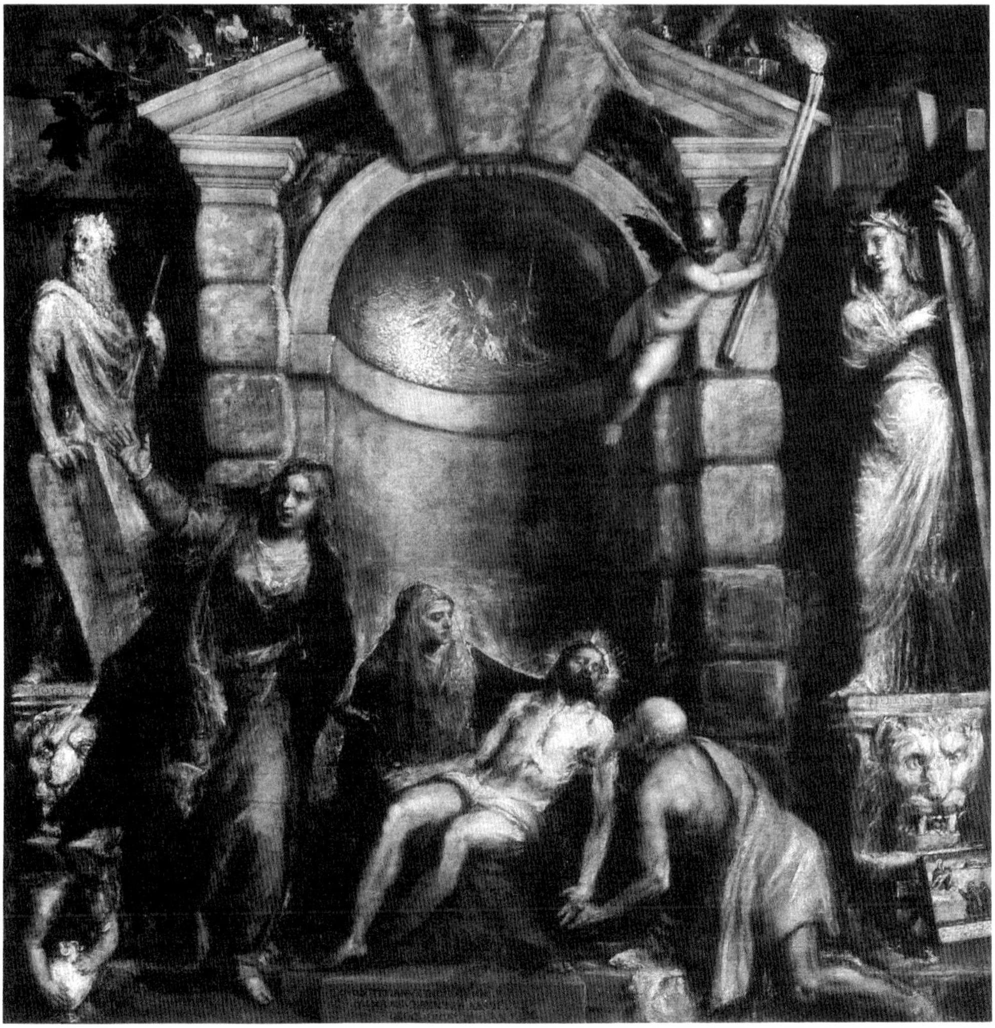

Pietà, um 1570 – 76

(Alte Pinakothek, München) und der *Pietà* ihren expressiven Höhepunkt finden.

Tizian starb 1576 an den Folgen der Pest in seinem Haus in der Biri Grande. Als ihm bald darauf auch sein Sohn Orazio folgte, fiel sein Anwesen, voller Gemälde und Kunstgegenstände, einer Plünderung zum Opfer.

Nach: Titian, Prince of Painters, München 1990, S. 401 – 416.

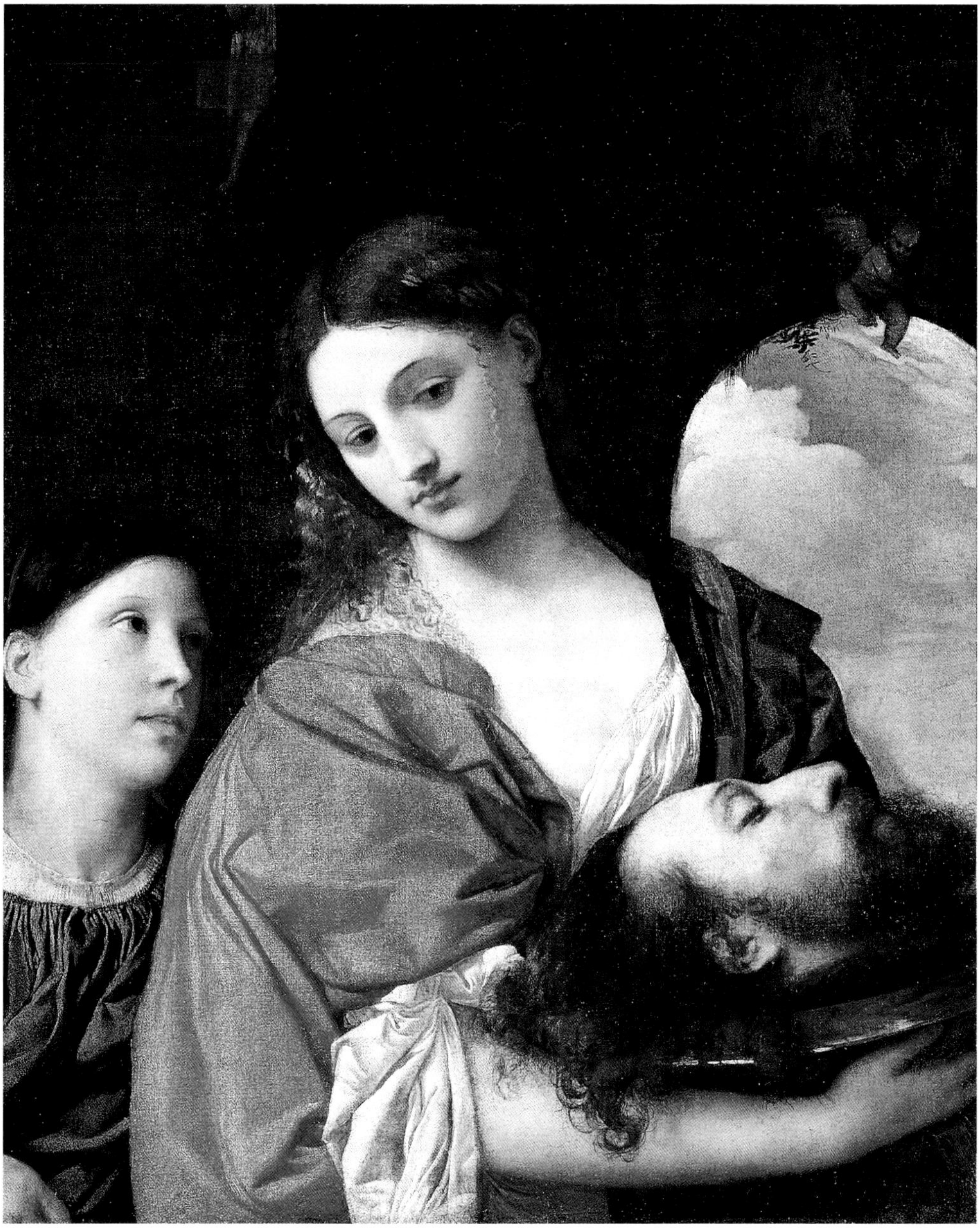

Salome mit dem Haupt Johannes des Täufers, um 1512 – 15

Verzeichnis der Abbildungen

Geordnet nach der Reihenfolge im Text.
Wenn nicht anders angegeben, ist die Technik Öl auf Leinwand.
Kursive Seitenzahlen verweisen auf die Gesamtansicht.

Männliches Bildnis (Bildnis eines jungen Engländers) um 1545

111 x 93 cm
Palazzo Pitti, Galleria Palatina, Florenz
Seite 29, *110*

Bildnis des Kardinal Alessandro Farnese um 1545

99 x 79 cm
Museo e Gallerie Nazionali di Capodimonte, Neapel
Seite 30

Bildnis des Tommaso Mosti um 1520

85 x 66 cm
Palazzo Pitti, Galleria Palatina, Florenz
Seite 31

John Berger
Tizian, Der alte Mann 1995

Kohlezeichnung
Seite 32

Venus und Adonis um 1560

107 x 133 cm
The Metropolitan Museum, New York
Seite 33

Pietà um 1570 – 76

378 x 347 cm
Gallerie dell'Accademia, Venedig
Seite 35, 45, *113*

Knabe mit Hunden um 1570

96 x 115 cm
Museum Boymans-van Beuningen, Rotterdam
Seite 37, 89, *112*

John Berger
Knabe mit Hunden 1995

Tinte laviert
Seite 38

John Berger
Katya im Wald, Photographie
1968

Seite 39

Junge Frau bei der Toilette
um 1512 – 15

96 x 76 cm
Musée du Louvre, Paris
Seite 41

John Berger
Magdalena 1996

Kohlezeichnung
Seite 42

John Berger
Schindung des Marsyas 1995

Tinte laviert
Seite 47

Schindung des Marsyas
um 1570 – 76

212 x 207 cm
Státní Zámek, Kroměříž
Seite 48, 53, 112

Nymphe und Schäfer um 1570

142 x 187 cm
Kunsthistorisches Museum, Wien
Seite *50*, 62

Danaë um 1545

120 x 172 cm
Museo e Gallerie Nazionali di Capodimonte, Neapel
Seite *55*, 56

John Berger
Nymphe und Schäfer 1996

Tinte laviert
Seite 59

John Berger
Geste der Hand 1995

Tinte laviert
Seite 61

Bildnis eines jungen Mannes
um 1520

89 x 74 cm
Alte Pinakothek, München
Seite 65, *66*

John Berger
Nymphe und Schäfer 1995

Kohlezeichnung
Seite 68

John Berger
Nymphe, von vorne gesehen 1995

Kohlezeichnung
Seite 69

Mädchen im Pelz um 1535

95 x 63 cm
Kunsthistorisches Museum, Wien
Seite 70

Concert Champêtre um 1510

110 x 138 cm
Musée du Louvre, Paris
Seite 73, *104*

Bildnis des Ranuccio Farnese
um 1542

89,7 x 73,6 cm
National Gallery of Art, Washington
Seite 74

Venus von Urbino um 1538

119 x 165 cm
Galleria degli Uffizi, Florenz
Seite 76, *108*

John Berger
Grablegung Christi 1996

Tinte laviert
Seite 79

Grablegung Christi um 1559

137 x 175 cm
Museo del Prado, Madrid
Seite 80, *111*

Venus mit dem Orgelspieler um 1548

148 x 217 cm
Museo del Prado, Madrid
Seite 82, *110*

John Berger
Nymphe und Schäfer: ein paar Minuten später 1996

Kohlezeichnung
Seite 85

Heiliger Johannes der Täufer
um 1545

201 x 134 cm
Gallerie dell'Accademia, Venedig
Seite 90, *110*

John Berger
Das Innere und das Äußere 1996

Kohlezeichnung
Seite 95

Danaë 1553

129 x 180 cm
Museo del Prado, Madrid
Seite 98/99

John Berger
Verschwimmende Linien 1995

Kohlezeichnung
Seite 101

Selbstbildnis um 1567

86 x 65 cm
Museo del Prado, Madrid
Seite 103

Heiliger Sebastian um 1520

Rechte Tafel der *Himmelfahrt Christi*, gen. Averoldi-Altar
170 x 65 cm
Chiesa dei Santi Nazaro e Celso, Brescia
Seite 105

Heiliger Sebastian um 1570

210 x 115,5 cm
Eremitage, St. Petersburg
Seite 112

Salome mit dem Haupt Johannes des Täufers um 1512 – 15

80 x 72 cm
Galleria Doria Pamphilj, Rom
Seite 114

Photonachweis

Artothek, Peissenberg: 65, 66 (Blauel/Gnamm)

Galleria Doria Pamphilj, Rom: Einband, 114

Photographie Giraudon, Vanves: 3, 5, 9, 13, 17, 29 (Lauros), 31, 41, 55, 56, 67, 73, 75, 76 (Alinari), 82, 87, 98/99, 104, 107 oben und unten, 108 Mitte (Alinari), 109 oben, 110 oben, 110 unten (Lauros)

Kunsthistorisches Museum, Wien: 11, 50, 62, 70, 108 unten

Museum Boymans-van Beuningen, Rotterdam: 37, 89, 112 (Tom Haartsen)

The National Gallery, London: 14, 106

National Gallery of Art, Washington: 1, 74, 111, Rücken

Scala, Florenz: 7, 24, 35, 45, 80, 105, 109, 111 unten, 113

Staatliche Museen zu Berlin – Preußischer Kulturbesitz, Gemäldegalerie: 22 (Jörg P. Anders)

Státní Zámek, Kroměříž: 48, 53, 112

Die Bilder von John Berger sind im Besitz des Autors.

In der PEGASUS *Bibliothek* sind bereits folgende Bände erschienen:

Picasso – Die Welt der Kinder von Werner Spies
Marc Chagall – Daphnis und Chloe Text von Longus
Kandinsky und Gabriele Münter von Annegret Hoberg
Rodin und Camille Claudel von J. A. Schmoll gen. Eisenwerth
Monet in Giverny von Karin Sagner-Düchting
Egon Schiele – Eros und Passion von Klaus Albrecht Schröder
Cézanne in der Provence von Evmarie Schmitt
Edouard Manet – Pariser Leben von Hajo Düchting
Gustav Klimt – Maler der Frauen von Susanna Partsch
Edward Hopper – Bilder aus Amerika von Wieland Schmied
Vincent van Gogh – Das Drama von Arles von Alfred Nemeczek
Miró auf Mallorca von Barbara Catoir
Paul Gauguin – Bilder aus der Südsee von Eckhard Hollmann
Amedeo Modigliani – Akte und Porträts von Anette Kruszynski

Übersetzung aus dem Englischen: Stefan Wackwitz

Auf dem Einband:
Vorderseite: *Salome mit dem Haupt Johannes des Täufers*, um 1512 – 15, Detail (vgl. Seite 114)
Rücken: *Bildnis des Ranuccio Farnese*, um 1542, Detail (vgl. Seite 74)

Die Deutsche Bibliothek – CIP-Einheitsaufnahme

Tizian, Nymphe und Schäfer / von John Berger und Katya Berger Andreadakis. – München : Prestel, 1996
(Pegasus-Bibliothek)
Engl. Ausg. u.d.T.: Titian, Nymph and Shepherd
ISBN 3-7913-1650-8
NE: Berger, John; Berger Andreadakis, Katya; Vecellio, Tiziano [Ill.]

Prestel-Verlag · Mandlstraße 26 · 80802 München
Telefon 089/38 17 09-0 · Telefax 089/38 17 09 35

Einbandgestaltung: F. Lüdtke, A. Graschberger, A. Ehmke, München
Satz: Reinhard Amann, Aichstetten
Lithographie: Karl Dörfel GmbH, München
Gesetzt aus der Janson MT
Druck und Bindung: Passavia Druckerei GmbH Passau

Printed in Germany

ISBN 3-7913-1650-8 (Deutsche Ausgabe)
ISBN 3-7913-1672-9 (Englische Ausgabe)